Angela M. Bryan, MPA, RD, LD/N

Descubre 7 hábitos científicamente probados para fortalecer el sistema inmunológico

Sobrevivir COVID-19

Contenido

Una nota del autor

A menos que vivas en una burbuja, eventualmente te infectarás con el coronavirus. Es sólo cuestión de tiempo. El virus no va a ninguna parte, está aquí para quedarse. En este libro, aprenderás 7 hábitos que han sido científicamente probados para fortalecer el sistema inmunológico. Aprende los hábitos. Practique desarrollarlos para prepararse para lo que bien podría ser la lucha de su vida, por su vida.

Angela M. Bryan, MPA, RD, LD/N

Descubre 7 hábitos
científicamente probados
para fortalecer el sistema
inmunológico

Sobrevivir COVID-19

Hábito #1

Comer para vivir

"Comer es una necesidad, pero comer inteligentemente es un arte."
- François de la Rochefoucauld

Frutas y verduras: ¡protectores de inmunidad!

Los investigadores dividieron a 83 voluntarios entre 65 y 85 años en dos grupos para probar su teoría de que una nutrición inadecuada podría explicar por qué la inmunidad disminuye a medida que envejece. Un grupo comió menos de 3 porciones de frutas y verduras al día, mientras que el otro grupo comió al menos 5 porciones. Todos fueron vacunados contra la neumonía. El grupo que comió 5 o más porciones de frutas y vorduras tuvo una respuesta un 82% mejor a la vacuna, y esto fue sólo después de unos meses de comer porciones adicionales de frutas y verduras. [1]

Una dieta rica en plantas fortalecerá tu sistema inmunitario [2-7] proporcionando a su cuerpo un montón de diferentes antioxidantes. [10] Los antioxidantes protegen el sistema inmunitario de los daños y estimulan la producción de glóbulos blancos para proteger el cuerpo contra enfermedades e infecciones. Las frutas y verduras están llenas de una variedad de antioxidantes como el betacaroteno (vegetales de hoja verde oscuro, batatas, zanahorias), vitamina C (frutas cítricas, fresas, pimientos, mangos) y vitamina E (nueces, semillas, espinacas, brócoli) que estimulan el sistema inmunitario. Los antioxidantes también se encuentran en frijoles, guisantes y lentejas, que se consideran subgrupos de verduras. Se puede decir por el arco iris de colores que ofrecen como frijoles negros, frijoles blancos azul marinos, guisantes verdes, frijoles rojos, guisantes de ojos negros bronceados, guisantes divididos amarillos, frijoles pintos rosados y lentejas rojas. Hierbas frescas y secas como menta, albahaca, tomillo, orégano, romero y marjoram, y especias como la cúrcuma y la canela también son ricas en antioxidantes y dan un sabor maravilloso a la comida. [8-9] Una nuez es en realidad una fruta seca dentro de una cáscara dura. Las nueces contienen antioxidantes llamados grasas omega-3. Esas grasas se consideran "esenciales" porque tu cuerpo no puede hacerlas, tienes que obtenerlas de tu dieta. Las nueces están empacadas hasta el borde con grasas omega-3. Dado que las plantas crecen a partir de semillas, no debe sorprenderse saber que también contienen grasas omega-3. Las semillas de lino y las semillas de chía son fuentes ricas. El zinc es un mineral que también ayuda a estimular el sistema inmunitario. Las fuentes son nueces, semillas de calabaza, semillas de sésamo, frijoles y lentejas. Piensa en ti mismo como un artista y tu plato o cuenco es un lienzo en blanco. 'Pinta' con mucho color llenándolos con una amplia variedad de frutas y verduras cada vez que comes. Cuanto más color agregues (verde, amarillo, negro, naranja, púrpura, blanco, rojo), más nutriente-denso será la comida. Hazlo alegre y visualmente atractivo. Cada color tiene algo diferente que ofrecer. Prepara tu cuerpo para luchar y sobrevivir a COVID-19.

'Pintura' para su plato y tazón

Negro	moras, semillas de lino, frijoles negros, aceitunas kalamata, aceitunas negras, ciruelas negras
Púrpura/Azul	arándanos, ciruelas moradas, berenjenas, higos, patatas moradas, acai, grosellas negras, repollo morado, cebollas rojas, col rizada púrpura, pasas, ciruelas pasas, uvas negras, lechuga de hoja roja, zanahorias moradas
Verde Oscuro	*col rizada, *hojas de berza, *ensaladas verdes, aceitunas verdes, brócoli, *hojas de mostaza, perejil, *espinacas, cilantro, judías verdes, *pimientos verdes, * nabos verdes, menta, albahaca, tomillo, cebollino, cebolletas

Verde claro o medio	*repollo, apio, manzanas de herrería de abuelita, espárragos, okra, kiwi, * limas, pistachos, aceitunas verdes, cebollinos, coles de bruselas, bok choy, calabacín, tomates verdes
Roja/Rosa	lentejas rojas, *tomates, remolacha, *fresas, frijoles, frijoles rojos, frambuesas, ruibarbo, ciruelas rojas, *arándanos, *pimientos rojos, sandía, manzanas rojas deliciosas, *pomelo rosado, frijoles pintos
Marrón/Café	nueces, nueces, almendras, anacardos, macadamias, nueces de Brasil
Anaranjado	zanahorias, *papaya, batatas, *naranjas, calabaza, calabaza, albaricoques, caqui, calabaza de bellota, *pimientos naranjas, kumquat, fruta estrella, melocotones, nectarinas, melon
Amarillo	guisantes amarillos, *pimientos amarillos, *mangos, *limones, pimientos de plátano, pomelo, kiwi dorado, *pomelo, higos amarillos, manzanas amarillas, sandía amarilla, zanahorias amarillas, piña, cúrcuma
Blanco/Gris	jícama, coco, guisantes de ojos negros, lichis, soja, perejil, rutabaga, ajo, cebolla, champiñones, frijoles marinos, raíz de loto, querimoya, raíz de apio, coliflor

* Rico en vitamina C, un a-ntioxidante muy potente. Coma al menos 4 porciones al día.

<u>Algunas ideas para empezar</u>

Intercambiar y añadir: La próxima vez que vayas de compras, echa un vistazo a tu carrito. Si solo ves 1 color, como manzanas verdes, apio, pimientos verdes y floretes de brócoli congelados (mi favorito personal), vuelve atrás e intercambia o añade más color. Por ejemplo, agregue un pimiento rojo, cambie las manzanas por un delicioso rojo, agregue batatas o zanahorias (¡pero mantenga el brócoli!)

Hacer cubos de verduras congelados: Puré de verduras al vapor. Transfiera a las bandejas de cubitos de hielo. Coloque los cubos congelados en bolsas de congelador. Utilícelos para espesar sopas, guisos y salsas.

Guarniciones: Piensa en las verduras como laterales. Incluya 3 con su cena.

Recuérdalos al hacer huevos fritos: Las verduras no son solo para tortillas, luchas y frittatas. ¿Como huevos fritos? Espera a que los blancos estén listos, apila sobre verduras y voltea. Agregue más verduras y sirva.

Piensa "¿qué haría Chipotle?": Hacer sofrito con muchas cebollas y pimientos. Ponlo en tus frijoles.

Hacer colorido sofrito: Hacer sofrito con una gran cantidad de cebolla salteada y ajo -- añadir una variedad de pimientos de colores como pimientos rojos, verdes, naranjas y amarillos.

Inclinar la escala: Haga que la porción de verduras en tofu revuelto, tortillas y frittatas sea mucho más grande que la proteína.

Haga que el plato se ajuste al nombre: Un 'plato vegetariano' debe tener un montón de verduras de colores. Si no es así, cambie el nombre.

Hacer cubos de frijol congelados: Agregue los frijoles cocidos sobrantes y un poco de agua a un procesador de alimentos. Licúe hasta que se pegue bien. Vierta en la bandeja de cubitos de hielo. Transfiera los cubos congelados a las bolsas del congelador y la etiqueta. Se usa para espesar sopas y salsas.

Añadir un impulso de sabor: Añadir fruta seca o fresco a sus verduras de ensalada como arándanos, fechas picadas, fresas, pasas o ciruelas secas picadas.

Añadir más: Incluya 3 porciones de verduras con su cena. Una porción equivale a 1/2 taza cocida, 3/4 de taza al vapor o 1 taza cruda.

Usa el sofrito de diferentes maneras: Saltea cebollas, pimientos y ajo con una hierba fresca como el tomillo, cilantro, culantro o perejil. Colocar encima de frijoles, maíz, arroz, yuca, plátanos verdes hervidos, y batatas antes de servir. Mezclar con otras verduras cocidas o al vapor para darles más sabor.

Piensa diferente: Piense en las cebollas y el ajo fresco como verduras no como condimentos. Agregue mucho más al cocinar alimentos como frijoles.

Hacer ensaladas de proteínas con mucho verduras: Mezcla verduras en ensalada de huevo, ensalada de salmón, ensalada de pollo, ensalada de garbanzo, ensalada de tofu, como zanahorias ralladas, cebollas moradas picadas, pepino picado, tomate cortado en cubos, perejil fresco picado, las opciones son infinitas. verduras.

Envuélvelos: Añade un montón de verduras de colores al hacer envolturas, burritos y tacos para el desayuno: espinacas bebé, pimientos amarillos de plátano, tomates rojos, pepinos en rodajas, zanahorias ralladas, opciones son infinitas.

Añadir verduras al guacamole: Haga un guacamole grueso con 1 aguacate picado, 1 tomate picado, 1/2 cebolla roja picada, 1 puñado de cilantro fresco picado, jugo de 1 lima, 1/4 de cucharadita de comino y sal al gusto.

Hazlo crujiente: Espolvorea almendras picadas, nueces o semillas de calabaza en tus ensaladas cereales, magdalenas, panqueques, tortitas, y panes rápidos.

Piensa, "¿qué haría Subway?": Puedes conseguir al menos 9 verduras diferentes en tu sándwich o ensalada en Subway, incluyendo pepinos, pimientos verdes, lechuga, cebollas rojas, espinacas para bebés, tomates, pimientos de plátano y aceitunas negras.

Añadir sabor: Sirva zanahorias bebé con hummus de pimiento rojo asado, rodajas de manzana o palitos de apio con mantequilla de maní, y rodajas de pepino o tiras de pimientos dulces con aderezo ranchero.

Mantenlo interesante: Sirva las verduras preparadas de diversas maneras asadas, asadas, horneadas, crudas y salteadas. Sirva verduras en diferentes formas ralladas, picadas, machacadas, cortadas en rodajas y ralladas.

No te rindas: Como dicen, se necesitan al menos 21 días para formar un nuevo hábito.

Comprar verduras congeladas: Algunas personas no compran verduras congeladas porque piensan que fresco es siempre el mejor. En realidad, están equivocados. Las verduras congeladas se procesan en el pico de madurez por lo que su contenido de nutrientes es alto. Además, algunas verduras tienden a marcher bastante rápido si no se comen en unos pocos días, como zanahorias y brócoli fresco. La espinaca congelada funciona mejor para hacer salsa de espinacas porque cuando se cocina espinacas frescas produce una gran cantidad de agua que necesita ser exprimida. Cocinero de floretes de brócoli congelado perfectamente en el microondas, conservan su color verde brillante y tener una ligera dulzura cuando terminen. Pongo 1/2 libra de flores de brócoli congelada en el microondas durante 5 -6 minutos-- añadir una pequeña cantidad de aceite de oliva virgen extra y comer con mi desayuno cada mañana.

Comprar bayas congeladas: Mantenga una o dos bolsas en su congelador para agregarlas a batidos, magdalenas, tortitas y para hacer paletas de frutas y verduras para los niños. Los arándanos salvajes son mis favoritos. Como al menos 1 taza al día.

Ideas para el desayuno y el almuerzo

- ✓ Panqueques vegetales mixtos
- ✓ Papas fritas de patata dulce y col rizada
- ✓ Tortillas vegetarianas con plátanos
- ✓ Batido de aguacate, espinaca y piña
- ✓ Mantecada de zanahoria y mango
- ✓ Envoltura marinada de tofu a la parrilla y sofrito
- ✓ Burrito de desayuno mediterráneo
- ✓ Tres pimientos y un revólver de cebolla
- ✓ Buñuelos de Normandía de brócoli
- ✓ Tacos de desayuno de verduras

- ✓ Col rizada, arándanos y batido de piña

- ✓ Sándwich de tofu o huevo con espinacas de bebé y tomate en rodajas

- ✓ Mantecada de plátano de espinacas

- ✓ Avena llena de sabor con setas portabella, espinacas y tomates secos

Estas ideas de desayuno no son sólo para comer fin de semana. Un lote de magdalenas, tortitas vegetales o buñuelos se pueden hacer en avanzado. Para facilitar el agarre y la marcha por la mañana, simplemente divida en tamaños de porción individuales antes de colocarlos en bolsas de congelador de tamaño cuarto de cuarto.

Tengo un amigo que no puede cocinar. Ordena salir para todas sus comidas. Sin embargo, es muy consciente de la salud y le encanta comer verduras. No puedo tener suficiente de ellos. Tengo otro amigo que puede cocinar y hace el pancit más delicioso (un plato de fideos filipino). Mi boca se está regando ahora mismo en la memoria. En realidad se toma el tiempo para cortar cada verdura a mano. Es un trabajo de amor abnegado porque nunca sabrías cuánto detesta realmente (una palabra mucho más fuerte que el odio) cocinando! Por lo tanto, pensé en ellos mientras escribía esta sección y decidí que debía incluir algunas ideas vegetales que serían rápidas y fáciles de preparar.

Ideas verduras para las personas que no cocinan o desatestas la cocina

- ✓ Mantenga la despensa abastecida con lo siguiente: frijoles negros enlatados, una bolsa de nueces crudas y con cáscara, una bolsa de semillas de calabaza crudas, pequeñas latas de aceitunas negras abiertas, en rodajas, un frasco de pimientos de plátano en rodajas (refrigeración después de la apertura), una botella de aceite de oliva virgen extra para rociar sobre verduras y frijoles, y frutas secas como pasas doradas y ciruelas pasas picadas.

- ✓ Mantenga estos condimentos y hierbas secas en su armario: cebolla en polvo, ajo en polvo, pimienta de cayena, cúrcuma, albahaca, tomillo y orégano. Espolvorea tus verduras para darle sabor.

- ✓ Compre 10 onzas de verduras congeladas lisas y al vapor. Cocine en el microondas durante 4-5 minutos, luego rocía con aceite de oliva virgen extra al gusto.

- ✓ Mantenga el congelador abastecido con bolsas de verduras congeladas que tengan mucho color. Estos son algunos ejemplos de una popular cadena de supermercados en Florida: mezcla de California (brócoli, coliflor, zanahorias); Mezcla italiana (coliflor, frijoles lima, judías verdes italianas, zanahorias); Mezcla japonesa (brócoli, judías verdes, pimientos rojos, champiñones); Mezcla de romaníes (zanahorias, coliflor, judías verdes, calabacín en rodajas, frijoles lima bebé). Agregue la porción al tazón. Rocíe con aceite de oliva virgen extra. Agitar los condimentos. Cocine en el microondas. Sal al gusto.

✓ Mantenga el congelador abastecido con bolsas de verduras de hoja verde oscuro congeladas para batidos, como hojas de berza, espinacas, nabos verdes, col rizada, verduras de mostaza.

✓ Mantenga el congelador abastecido con bayas congeladas para batidos.

✓ Pelar los plátanos maduros, tirar la piel. Colocar en bolsas de congelador para batidos.

✓ Hacer un batido grande de verduras y frutas todos los días para el desayuno. Echa un vistazo a 23 combinaciones de sabores en la siguiente sección.

✓ Guárdelos en su refrigerador: Gran recipiente de salsa fresca comprada en la tienda, guacamole comprado en tienda individualmente y zanahorias ralladas.

✓ Hacer frijoles negros sazonados sin cocinar. Abre la tapa. Vierta el contenido en un recipiente de vidrio. Agregue una generosa cantidad de salsa fresca. Revolver. Calor en el microondas.

✓ Hacer pajares. Esparce tus chips de tortilla favoritos en un plato, agrega los frijoles negros sazonados, ahora agrega verduras de ensalada oscura, pimientos de plátano amarillo, aceitunas negras en rodajas, zanahorias ralladas, una generosa cantidad de salsa fresca y agrega guacamole.

✓ Cambia tus pajares. Cambia los chips de tortilla por verduras de ensalada oscura y cambia los pimientos amarillos de plátano por maíz amarillo. Use maíz congelado en lugar de enlatado.

✓ Añadir algunas notas dulces como pasas doradas o arándanos secos a pajares

✓ Hacer un tazón de burrito. Comienza con frijoles negros sazonados, agrega maíz amarillo, zanahorias ralladas, mucha salsa fresca, pimientos jalapeños y guacamole.

✓ Hacer tacos: Compra las conchas. Añade tus frijoles negros sazonados, en la parte superior con salsa fresca y guacamole.

✓ Pida una ensalada grande y divida en guarniciones para 3-4 comidas.

✓ Agregue 2 o más guarniciones verduras a su pedido de almuerzo y cena.

- ✓ Pida de Chipotle o restaurantes similares con un montón de opciones de verduras.

- ✓ Pida pizza de verduras, con verduras adicionales. Divida las porciones en bolsas de congelador para calentar rápidamente y comer los lados.

- ✓ Corte las pizzas de verduras sobrantes y úsela ensaladas en lugar de usar croutones.

- ✓ Hacer del Subway un lugar de visita y de pedido. ¡Diles que quieres todas las verduras!

Ideas para conseguir que los niños coman más frutas y verduras

Mantenga las frutas frescas en el mostrador de la cocina. Los niños preguntan por lo que ven.

Sea un modelo positivo. Verte comer y disfrutar de frutas y verduras es una de las mejores maneras de hacer que los niños coman más de ellos.

Sustituya las galletas y las papas fritas por frutas y verduras para los refrigerios.

Lleve a sus hijos al mercado de agricultores locales o a la granja cerca de usted. Enséñeles acerca de los alimentos que se cultivan en su área.

Deje que sumerjan cuñas de manzana y palitos de apio en mantequilla de maní, zanahorias en salsa de espinacas o humus de pimiento rojo asado, o rodajas de pepino y palitos de calabacín en aderezo ranchero. ¡A los niños les encanta bañarse porque es divertido!

Hacer paletas de verduras y frutas: ¡Es un batido congelado en un palo! Dependiendo del espacio del congelador, puede hacer una variedad, colocarlas en bolsas de congelador y etiqueta. Deje que los niños los tengan en una mañana de desayuno perezoso cuando nadie tiene prisa por ir a la escuela o al trabajo, como postre después de la cena. Deje que reemplacen las galletas y las fichas. Recuerde cambiarlo: desea que los niños obtengan una variedad de vegetales diferentes en su dieta. Color, color, color. Mantenga su congelador abastecido con verduras verdes congeladas como brócoli, nabos verdes, espinacas, collares, verduras de mostaza y col rizada. ¡Creo que a tus hijos les encantarán! Aquí hay 23 combos de sabor para probar:

- ✓ Calabacín, mango, plátano
- ✓ Aguacate, piña, plátano
- ✓ Pepino, rocío de miel, plátano
- ✓ Kale, naranjas, plátano
- ✓ Remolacha, fresas, plátano
- ✓ Calabaza amarilla, arándanos, plátano
- ✓ Verduras de nabo, mango, plátano
- ✓ Collares, rocío de miel, plátano

- ✓ Calabaza, piña, plátano
- ✓ Calabaza de bellota, maracuyá, plátano
- ✓ Kale, rocío de miel, plátano
- ✓ Espinacas, mandarinas, plátano
- ✓ Repollo, piña, plátano
- ✓ Calabaza amarilla, nectarina, plátano
- ✓ Kale, melón, plátano
- ✓ Remolacha, piña, plátano
- ✓ Calabaza, melón, plátano
- ✓ Aguacate, melocotón, plátano
- ✓ Calabacín, rocío de miel, plátano
- ✓ Verduras de mostaza, piña, plátano
- ✓ Aguacate, mango, plátano
- ✓ Espinaca, piña, plátano
- ✓ Collares, arándanos, plátano
- ✓ Pepino, melón, plátano

Hábito #2

Repensar tu bebida

La investigación ahora muestra, beber 75-100 gramos al día de una solución azucarera puede debilitar su inmunidad durante varias horas. La supresión del sistema inmunitario comienza tan pronto como 30 minutos después de beberlo y puede durar hasta cinco horas.

Demasiado azúcar: ¡debilitador de inmunidad!

La principal fuente de azúcares añadidos en la dieta estadounidense no proviene de pasteles, galletas, dulces o cereales edulcoradas, sino que proviene de bebidas azucaradas o bebidas azucaradas. [3, 4] Los tipos de azúcares añadidos pueden variar, como sacarosa, azúcar cruda, jarabe de malta, jarabe de maíz con alto contenido de fructosa, miel, dextrosa, fructosa, glucosa, edulcorante de maíz, sirope de maíz, melaza, maltosa y azúcar. [4] Algunos ejemplos son las gaseosas regulares, las bebidas deportivas, las bebidas energéticas, las bebidas con sabor a jugo, la limonada, las bebidas de café y té con azúcar agregada, las bebidas de reemplazo de electrolitos y el agua endulzada. Cuando consumes demasiado azúcar, debilitará tu sistema inmunitario. [1, 2] De hecho, la investigación ahora muestra que beber 75-100 gramos al día de una solución azucarera puede debilitar su inmunidad. La supresión del sistema inmunitario comienza tan pronto como 30 minutos después de beberlo y puede durar hasta cinco horas. [2]

¿Cómo es 75-100 gramos de una bebida azucarera? [12-13]

Bebida azucarada	Tamaño	Gramos de Azucar
Té helado de Arizona	40 oz	105 g
Coca-Cola Classic	24 oz	78 g
Pepsi Cola	24 oz	82 g
Dr. Pepper	24 oz	82 g
Mountain Dew	24 oz	84 g
Sprite	24 oz	76 g
Starbucks Especia de Manzana de Caramelo [Jugo]	16 oz	71 g
Starbucks Chocolate Caliente de Peppermint	16 oz	74 g
McDonald's Mocha de Frappe	Grande	89 g
McDonald's Caramelo de Frappe	Grande	89 g
McDonald's Coca-Cola Classic	Grande	77 g

Entre 2011 y 2014, el 63% de los jóvenes y el 49% de los adultos se registraron como bebidas azucaradas en un día dado, [5, 6] los estadounidenses bebieron 52% de las calorías de las bebidas azucaradas en casa, y 48% de distancia de casa. [7] Demasiado azúcar también es más probable que conduzca a problemas de salud como aumento de peso, obesidad, diabetes tipo 2, enfermedades del corazón, enfermedad renal, enfermedad hepática no alcohólica, caries, y un tipo de artritis llamada gota. [8-11]

La etiqueta nutricional de los alimentos y bebidas siempre enumerará la cantidad de azúcar en gramos. Las abuelas son una medida de peso y las cucharaditas son una medida de volumen. El peso de una cucharadita de azúcar es de 4 gramos (4,2 gramos para ser exactos). Para averiguar cuántas cucharaditas de azúcar (o paquetes de azúcar) hay en una bebida, simplemente divida el número total de gramos de azúcar listados por 4. Azúcar total 46 g a 11½ cucharaditas de azúcar o 11½ paquetes de azúcar.

Bebida azucarada	Tamaño	Gramos de Azucar	Cucharaditas de Azucar
Té helado de Arizona	40 oz	105 g	26 ¼
Coca-Cola Classic	24 oz	78 g	19 ½
Pepsi Cola	24 oz	82 g	20 ½

Dr. Pepper	24 oz	82 g	20 ½
Mountain Dew	24 oz	84 g	21
Sprite	24 oz	76 g	19
Starbucks Especia de Manzana de Caramelo [Jugo]	16 oz	71 g	17 ¾
Starbucks Chocolate Caliente de Peppermint	16 oz	74 g	18 ½
McDonald's Mocha de Frappe	Grande	89 g	22 ¼
McDonald's Caramelo de Frappe	Grande	89 g	22 ¼
McDonald's Coca-Cola Classic	Grande	77 g	19 ¾

Me comuniqué con la Dra. Trinoda Radcliffe, que practica Odontología General en su clínica Radcliffe Family Dental, LLC, en Gary, IN, y le pregunté qué bebida recomendaría para tomar un bocadiza durante esta pandemia y por qué? Esto es lo que ella dijo, "Agua. Azúcar más bacterias en la boca es igual a ácido que causa caries dental. Las bebidas azucaradas como gatorade, aguas saborizadas, pop o jugo que se beben durante todo el día bañan los dientes en azúcar que eventualmente creará ácido. Aunque la saliva actúa como un amortiguador natural, no puede combatir la embestida de beber continuamente bebidas azucaradas durante todo el día." La Dra. Radcliffe también dijo: "El café es una bebida altamente ácida también, y con azúcar y crema añadidas causa estragos en los dientes, especialmente la estructura dental en la línea de las encías. Esas áreas son entonces difíciles de restaurar y difíciles de mantener limpias porque las bacterias siempre van a querer ir donde se hizo la restauración." ¿Necesitas más razones para elegir el agua? Te daré 26:

Sin gluten

Sin acesulfamo potasio

Sin tinte rojo #40

Sin monóglicéridos

Sin sirope de maíz

Generalmente reconocido como seguro

Sin alérgenos

Sin carragenano

Sin sorbato de potasio

Sin diglicéridos

Sin lecitina de soja

Sin goma de celulosa

Sin hexametafosfato sódico

Sin aspartamo

Sin tinte azul #1

No aceite vegetal bromeado

Sin calorías

No hay jarabe de maíz de alta fructosa

Sin tinte amarillo #5

Sin sabores naturales

Sin benzoato de sodio

No modificado genéticamente

Sin goma arábiga

Sin tinte Amarillo #6

Sin almidón de maíz modificado

Sin citrato de sodio

Sin colorante de caramelo

Hábito #3

Manténgase hidratado

"El que ha satisfecho su sed, le da la espalda al pozo."
- Baltazar Gracian

Manténgase hidratado: ¡protector de inmunidad!

Su cuerpo tiene un sistema muy complejo llamado sistema linfático y tiene muchos trabajos. Uno de ellos es el transporte de una sustancia acuosa llamada líquido linfático por todo el cuerpo. [1] El líquido linfático contiene linfocitos que combaten las infecciones (glóbulos blancos altamente especializados) y otros tipos de células inmunitarias. [1] Cada célula tiene un papel muy único e importante que desempeñar en la defensa de su cuerpo contra un invasor extranjero, como producir anticuerpos, reconocer y eliminar las células que causan infecciones, y destruir las células infectadas por el virus y las células cancerosas. A medida que ese líquido se mueve a través de su cuerpo, se está deshaciendo de toxinas y materiales de desecho, y también está transportando esas células inmunitarias que combaten las infecciones a donde se necesitan. [1] Entonces, ¿qué tiene que ver eso con mantenerse hidratado? La palabra "lympha" es una palabra latina que significa agua. [2] El líquido linfático es aproximadamente 96% agua. [1] Estar deshidratado debilita el sistema inmunitario. [4-6] Esa es sólo una de las muchas razones por las que es extremadamente importante beber agua.

Entre 2005 y 2010, los jóvenes estadounidenses se registraron como bebiendo un promedio de 15 onzas de agua al día y entre 2011 y 2014, los adultos estadounidenses se registraron como bebiendo un promedio de 39 onzas de agua al día. [7, 8] Entre los jóvenes estadounidenses, la ingesta de agua corriente es menor en los niños más pequeños, los negros no hispanos y los mexicano-estadounidenses. [4] Entre los adultos estadounidenses, la ingesta de agua simple es menor en los adultos mayores, los adultos de bajos ingresos y los que tienen. [8] Entre los adultos estadounidenses, la ingesta de agua simple es menor en los adultos mayores, los adultos de bajos ingresos y los que tienen. [9]

Realmente no hay ciencia detrás de la regla '8 por 8'. La cantidad de agua que necesitas beber depende de una serie de cosas, como lo activo que eres, la temperatura y el clima al aire libre, tu salud general, los medicamentos que estás tomando, cuánto pesas, etc. Por ejemplo, si es un día caluroso y húmedo, o vives donde suele estar caliente y húmedo, tendrás que beber más agua para reemplazar la pérdida de agua por sudoración. Si estás haciendo ejercicios aeróbicos como correr, andar en bicicleta, caminar, caminar, trotar, etc., necesitas beber agua antes, durante y después de hacer ejercicio. Usted estará perdiendo agua no sólo en su sudor, sino también en su aliento. Si estás haciendo algún tipo de actividad y estás sudando, levanta la botella de agua a tus labios y bebe.

¿Te preguntas si estás bebiendo suficiente agua? La regla general es verificar el color de la orina. Si es amarillo claro o casi claro, estás recibiendo suficiente. Si es oro oscuro, tienes que beber. Y recuerde, el agua es siempre la mejor opción para mantenerse hidratado.

Algunas ideas sobre cómo mantenerse hidratado

- ¿Acabas de despertar? Beba 16 onzas de agua.

- ¿Te sientes estresado? Tome un sorbo o dos de agua.

- ¿Caso de refrescos en su carrito? Cambia por agua.

- ¿Siente que necesita fumar? Bebe un poco de agua.

- ¿Acabas de llegar del trabajo? Beba 16 onzas de agua.

- ¿Agua? No te vayas de casa sin él.

- ¿Acabas de orinar? Tome un sorbo o dos de agua.

- ¿Pediste refresco en el servicio de autos en el restaurante de comida rápida? Cambie al agua en la ventana de recogida.

- ¿Su orina es de color amarillo oscuro? Beba 16 onzas de agua.

- ¿Esperando en la fila en el auto-check-out? Tome un sorbo o dos de agua.

- *¿Sientes que quieres picar? Bebe un poco de agua.

- ¿En su descanso de 15 minutos? Tome un sorbo o dos de agua.

- ¿Preparándose para hacer ejercicio? Beba 16 onzas de agua.

- ¿Los galones de té helado endulce están en su nevera? Cambia por agua.

- ¿Ves una fuente de agua? Tome un sorbo o dos de agua.

- ¿Acabas de trabajar? Beba 16 onzas de agua.

- ¿Aún sientes que necesitas fumar? Bebe más agua.

- ¿Hacer ejercicio? Bebe un poco de agua.

- ¿Sudando excesivamente? Beber mucha agua.

- ¿Te sientes abrumado? Tome un sorbo o dos de agua.

- ¿En una reunión de Zoom? Toma sorbos de agua.

- ¿Tentado a tomar un refresco? Bebe un poco de agua.

- ¿Acabas de pasar por una fuente de agua? Vuelve y bebe un poco de agua.

- ¿El refresco está en tu lista de comestibles? Retíralo.

- ¿Ver una película? Toma sorbos de agua.

- ¿Acabas de terminar de hacer ejercicio? Beba 16 onzas de agua.

- ¿Parado frente a la máquina expendedora? Seleccione agua.

- ¿Aburrido? Tome un sorbo o dos de agua.

- ¿No recuerdas beber agua? Establezca un recordatorio en su teléfono para alarmar cada hora mientras está en el trabajo. Cuando explote, bebe 8 onzas de agua.

- ¿Leyendo este libro? Bebe un poco de agua.

* A veces nuestros cuerpos confunden la sed de hambre.

Hábito #4

¿Fumar? ¡Parada!

Fumar durante el embarazo es la mayor causa prevenible
de desarrollo pulmonar anormal en el feto. El riesgo de
sibilancias infantiles y asma es alto para esos niños [40-43].
Las madres que fuman durante el embarazo tienen un mayor
riesgo de dar a luz (el bebé nace muerto), un parto prematuro,
un bebé nacido con bajo peso al nacer o un bebé pequeño para
la edad gestacional. [45-50]

¡Mamá, no puedo respirar!

Era sólo una cosita.

Escuálido, arrugado, con piel delgada de papel.

Pero era amada, ¿verdad?

Al menos, eso es lo que dijo su mamá.

Pero... pero era, de verdad, amada?

Lentamente, siempre tan lentamente

Como la sensación de ir a la menor que tienes

Cuando estás acostado en esa losa fría, dura e inflexible de acero

Contando hacia atrás...

Recuerdos de buenos deseos y celebración de las buenas noticias

Descolorido en anhelos desgarradores

Para llegar a las manos con

Y tienen algún sentido de

Lo que sólo podía describir como ser

Una indiferencia, por la vida humana

¡Una muerte sin sentido!

Eso es lo que era

Me estremezco al pensar en cómo fue

Pero esto, esto es lo que dijeron...

Ella colocó ese alma pequeña e inocente, en una habitación oscura

Con cortinas pesadas dibujadas de forma segura

No hay luz ni sol para penetrar

Ni calor para calentar el frío frío

Ventanas cerradas y selladas tan apretadas

¡Ese aire tóxico no pudo escapar!

Ni el aire fresco entra

A través de las grietas

O espacios entre el alféizar de la ventana

¡Era un ataúd! No es una habitación

Un sudario de muerte de dolor y cierta penumbra

No hay oportunidad de vivir

Ni ver el uno

Para quien más necesitaba para cuidar

Para levantar la pesada carga de peso

Que presionó

Y aplastado

Y ahogó la vida

¡De alguien que no entendía!

Por qué un acto así

Una elección de una

El mismo sexo que ella

Optaría por hacer

Lo que no le importaba a sí mismo

Pero, le hizo a ella

Dijeron...

Durante 9 largos meses

Ella bombeó y forzó

Esos humos de humo nublados, grises y gruesos,

Dentro de esa cámara caliente y congestionada

Donde yacía ese ángel

Jadeando para respirar

Sin ninguno para salvar esos pulmones de la muerte

Y así, se dieron a la vez

Coja y quieto

Como una muñeca sin vida

Ella se desplomó

Y no era más.

- Angela M. Bryan, 11/28/2020

¿Embarazada y fumando? ¡Parada! Llame a su médico. ¿No tienes médico? Teléfono 1-800-QUIT-NOW (1-800-784-8669). Este es el número del programa de la Asociación Americana del Pulmón, Libertad De Fumar. Ese número le da acceso a sus consejeros especialmente capacitados en todos los estados. Ellos te ayudarán a hacer un plan. Quédate con eso y no te rindas. No importa lo difícil que sea, no dejes de fumar.

La capacidad de su hijo por nacer para sobrevivir bien puede depender de ello.

¿Fumar? ¡debilitador de inmunidad!

Fumar debilita en gran medida el sistema inmunitario. [1-7] Es por eso que los fumadores son más propensos a tener todo tipo de infecciones [8-16, 34-37] incluyendo las encías infectadas (enfermedad periodontal). [10-16] Fumar empeora gravemente la salud de las encías. Una vez dañado, el sistema inmunitario debilitado hace que sea más difícil para los fumadores luchar contra la infección y sanar. [17-19, 22-26] Los fumadores tienen al menos el doble de riesgo de enfermedad de las encías que los no fumadores. [20] El riesgo aumenta cuanto más fumas y más cigarrillos fumas. [21] Dado que los fumadores tienen un sistema inmunitario débil, los tratamientos para la enfermedad de las encías pueden no funcionar. [22-26] El consumo de tabaco en cualquier forma (cigarrillos, pipas y tabaco escupido) aumenta el riesgo de enfermedad de las encías. [14, 27]

Fumar hace que sea muy difícil para su cuerpo sanar una herida. [28-33] Para ayudar al lector a entender mejor cómo el tabaquismo afecta la cicatrización de heridas, me puse en contacto con el Dr. Alex Evans, Especialista en Cirugía General y Director Médico de Trauma en el Hospital Regional de Florida Central en Sandford, FL. Esto es lo que dijo, "Las toxinas de humo e inhalación producidas por el humo en los cigarrillos junto con la nicotina por sí mismo, todos causan un efecto vasoconstrictor en los vasos sanguíneos. En otras palabras, los vasos sanguíneos se cierran cuando tienes subproductos de humo y el fármaco activo nicotina dentro de los vasos sanguíneos. Cuando eso sucede, las heridas no pueden sanar porque el suministro de sangre no llega a las áreas que permiten que las heridas sanen. Para que las heridas sanen, tienen que tener nutrición, oxígeno y las células que crecen nuevo tejido y piel nueva. Esto se detiene por la falta de suministro de sangre. Si tampoco hay un buen suministro de sangre, entonces las bacterias pueden crecer en heridas causando infecciones de heridas. Las infecciones por heridas destruyen el tejido curativo y dejan la herida abierta".

Los fumadores también se vuelven más graves y frecuentes infecciones de las vías respiratorias. [34-37] Algunos ejemplos son el cáncer de pulmón, la enfermedad pulmonar obstructiva crónica (EPOC), las enfermedades pulmonares intersticiales y el asma bronquial, que son causadas y empeoradas por el tabaquismo [38, 39]. Un estudio realizado en la Universidad de Cincinnati, Ohio, demostró que fumar puede causar que el sistema inmunitario del cuerpo ataque el tejido pulmonar y cause trastornos respiratorios graves. [1] Los hallazgos fueron reportados en el número de marzo de 2009 del "Journal of Clinical Investigation".

Se sabe que todas las enfermedades relacionadas con el tabaco, como el asma, la EPOC y la enfermedad de las arterias coronarias, reducen la capacidad pulmonar: la cantidad de aire que los pulmones pueden contener y debilitan el sistema inmunitario. [40]

Los beneficios para la salud de dejar de fumar con el tiempoInglés [51]

Tiempo después de dejar de fumar	Beneficios para la salud
Minutos	La frecuencia cardíaca disminuye.
24 horas	El nivel de nicotina en las gotas de sangre a cero.
Varios días	El monóxido de carbono en la sangre cae al nivel de alguien que no fumar.

De 1 a 12 meses	La tos y la dificultad para respirar disminuyen.
De 1 a 2 años	El riesgo de ataque cardíaco disminuye bruscamente.
De 3 a 6 años	El riesgo adicional de enfermedad coronaria disminuye a la mitad.
De 5 a 10 años	Añadido riesgo de cáncer de boca, garganta y caja de voz gota por la mitad.
De 5 a 10 años	El riesgo de accidente cerebrovascular disminuye.
10 años	El riesgo adicional de cáncer de pulmón disminuye a la mitad después de 10-15 años. Riesgo de cáncer de vejiga, esófago y disminución renal.
15 años	El riesgo de enfermedad coronaria es cercano al de alguien que no fumar.
20 años	El riesgo de cáncer de boca, garganta, caja de voz y páncreas es cercano al de alguien que no fumar.

Realmente no quieres un **sistema** inmunitario debilitado cuando te infectas con el coronavirus. Decide dejar de fumar hoy. Llame a su médico. ¿No tienes médico? Teléfono 1-800-QUIT-NOW (1-800-784-8669). Este es el número del programa de la Asociación Americana del Pulmón, Libertad De Fumar. Ese número le da acceso a sus consejeros especialmente capacitados en todos los estados. Ellos te ayudarán a hacer un plan. Sigue con eso, no te rindas. No importa lo difícil que sea, no dejes de fumar. Su capacidad para sobrevivir a este virus bien puede depender de él.

Hábito #5

Vete a la cama y duerme

"Y si esta noche mi alma puede encontrar su paz en el sueño,
y hundirse en el buen olvido, y en la mañana despertar como
una flor nueva, entonces he sido sumergido de nuevo en Dios,
y recién creado."
- AD.H. Lawrence

¡Consigue tus Zzzzzzs: ¡impulsor del sistema inmune!

Los estudios muestran que el sueño tiene un efecto poderoso en el sistema inmunológico. [1-18, 24] Se asocia con un menor riesgo de infección y puede mejorar los resultados de la infección y las respuestas de vacunación. [1, 13]

Cuando el sueño está restringido o el cuerpo está privado del sueño, tiene un impacto negativo en el sistema inmunológico. [5-11] La pérdida de sueño está relacionada con un mayor riesgo de infección.

[12] Un total de 164 hombres y mujeres sanos se ofrecieron como voluntarios para un estudio sobre si dormir hace que sea más fácil para las personas coger un resfriado. Los participantes fueron puestos en cuarentena, se les dio gotas nasales que tenían el virus del resfriado y se monitorizaron durante 5 días. Había un mayor riesgo de contraer un resfriado después de tener menos de 5 o entre 5 a 6 horas de sueño en comparación con tener más de 7 horas de sueño. [15] Aquellos con menos de 7 horas de sueño cada noche tenían 3 veces más probabilidades de desarrollar un resfriado que aquellos con 8 o más horas. [16] Hubo más de un 50% de disminución en los anticuerpos contra la vacuna contra la gripe cuando el sueño estaba restringido a 4 horas por noche durante 6 días seguido de 12 horas por noche durante 7 días en comparación con tener horas regulares de sueño. [17] Una modesta cantidad de pérdida de sueño: restringir el sueño a 4 horas durante 1 noche, redujo la actividad celular asesina natural a aproximadamente 72% en comparación con aquellos que tuvieron una noche completa de sueño. [18] Su objetivo debe ser mejorar tanto la calidad como la cantidad de su sueño. [21]

La calidad del sueño se refiere a lo bien que duermes por la noche, lo renovado que te sientes cuando te despiertas. La mayoría de las personas necesitan de 7 a 8 horas de sueño de buena calidad cada noche. [22] Para los adultos, eso significa que por lo general te duermes en 30 minutos o menos, duermes profundamente durante la noche con no más de 1 despertar, y te alejas para dormir en 20 minutos. [21] La mala calidad del sueño es cuando tienes problemas para caerte y/o permanecer dormido, y una gran parte de tu tiempo de sueño se pasa mirando el techo o contando ovejas. Te deja sintiéndote exhausto a la mañana siguiente.

Gente Sana 2020, que describe los objetivos nacionales de salud para la próxima década, recomienda que los adultos duerman 7 o más horas cada día. [19] Sin embargo, los adultos jóvenes de entre 18 y 25 años de edad, pueden necesitar tan solo 6 horas de sueño por noche, y otros pueden requerir hasta 10 o posiblemente 11 horas para restaurar completamente su energía. [21] Cada persona es diferente y usted es el mejor juez para determinar si se siente alerta y descansa después de 7 horas de sueño o si se beneficiaría de tener 1 o más horas de cierre del ojo. [21, 22] Alrededor del 32% de los trabajadores sanitarios de los Estados Unidos informan que duermen 6 horas o menos cada día [23]. Esa cantidad se considera que es demasiado corto por la mayoría de los expertos en sueño. [19] Una forma de estimar cuántas horas necesitas dormir es tomar nota del tiempo que duermes hacia el final de unas vacaciones de 2 semanas sin estrés y relajantes, cuando no estás bajo presiones de tiempo y puedes irte a la cama cuando estás cansado y despertarte sin alarma. [25]

Aquí hay 14 consejos probados basados en evidencia para dormir mejor por la noche

1. **Aumentar la exposición a la luz brillante durante el día**: [26-29] La luz solar natural o luz brillante artificial durante el día ayuda a mantener su ritmo circadiano saludable y mejora la calidad y duración del sueño nocturno. [26-29]

2. **Reduzca la exposición a la luz azul por la noche:** [30-34] Los dispositivos electrónicos como teléfonos inteligentes, tabletas, computadoras y computadoras portátiles emiten grandes cantidades de luz azul. La luz azul afecta tu ritmo circadiano, engañando a tu cerebro para pensar que todavía es de día. Esto reduce su nivel de melatonina que es importante para ayudarle a relajarse y dormir profundamente. Las luces fluorescentes y las luces LED también emiten luces azules. Estas son formas de limitar su exposición a la luz azul por la noche.

   ✓ Use gafas de bloqueo de luz azul.

   ✓ Descargue una aplicación de filtro de luz azul en su PC como f.lux.

   ✓ Instale una aplicación que bloquee la luz azul en su teléfono inteligente.

   ✓ Deje de ver la televisión y apague las luces brillantes 2 horas antes de acostarse.

✓ Si utiliza Microsoft Windows 10, no es necesario descargar ningún software adicional. Microsoft ha añadido un filtro 'La luz azul' conocido como luz nocturna. Para habilitar: seleccione Inicio>Ajuste>Sistema>Muestra >ambres de luz > noche.

3. **Limite las siestas diurnas irregulares o largas**: Tomar siestas largas puede afectar la calidad del sueño. Si tomas siestas regulares y duermes bien, continúa. Si tienes problemas para dormir por la noche, deja de dormir o acorta las siestas diurnas a una siesta de 20-30 minutos. [35-39]

4. **Dormir y despertarse en momentos constantes:** Tenga el hábito de despertarse e ir a la cama en momentos similares, especialmente los fines de semana. Patrones de sueño irregulares pueden alterar su ritmo circadiano y el nivel de melatonina que señalan a su cuerpo a dormir. Después de varias semanas, es posible que ni siquiera necesite una alarma. [40-43]

5. **No beba alcohol:** [44-49] Beber alcohol antes de acostarse puede reducir la producción nocturna de melatonina y conducir a patrones de sueño alterados. [44-49]

6. **Cree una habitación para dormir:** [50-53] Asegúrese de que su dormitorio es un lugar

relajante, limpio, tranquilo y agradable para dormir.

7. **Ajuste la temperatura de su dormitorio:** [54-58] Ajuste diferentes temperaturas para ver lo que es más cómodo para usted. Alrededor de 70°F (20°C) parece funcionar mejor para la mayoría de las personas.

8. **No comas tarde en la noche:** [59-63] Comer comidas grandes antes de acostarte puede provocar una mala alteración del sueño y la hormona.

9. **Tome una ducha o bañera relajante:** [64-68] Un baño caliente, ducha o baño de pies antes de acostarse puede ayudarle a relajarse y mejorar su calidad de sueño.

10. **Relájate y despeja tu mente:** [69-72] Las técnicas de relajación antes de acostarte, incluyendo meditación, respiración profunda y baños calientes, pueden ayudarte a conciliar el sueño.

11. **Descartar un trastorno del sueño**: [73-77] El sueño deficiente a veces se debe a una condición de salud, como la apnea del sueño. Comuníquese con su proveedor de atención médica si el sueño deficiente es un problema constante.

12. **Obtenga ropa de cama cómoda:** [78-83] Su cama, colchón y almohada afectan en gran medida la calidad del sueño, y el posible dolor en las articulaciones o espalda. Compra un colchón nuevo cada 5-8 años. Trate de comprar la más alta calidad que pueda permitirse. Esto podría ser una solución rápida y costosa para conseguir un sueño de calidad, especialmente si han pasado varios años desde que compró ropa de cama nueva.

13. **Hacer ejercicio regularmente, pero no antes de acostarse:** [84-89] El ejercicio regular durante el día es una de las mejores maneras de dormir bien. Por otro lado, hacer ejercicio demasiado tarde en el día puede causar problemas de sueño. En personas con insomnio severo, el ejercicio ofrecía más beneficios que la mayoría de los medicamentos. El ejercicio redujo la cantidad de tiempo para conciliar el sueño en un 55%, la vigilia total nocturna en un 30% y la ansiedad en un 15%, mientras que aumenta el tiempo total de sueño en un 18%. [89]

14. **No beba líquidos antes de acostarse**: [90-91] El orinar excesivo durante la noche afecta la calidad del sueño. Trate de no beber líquidos 1-2 horas antes de irse a la cama. Use el baño justo antes de acostarse.

Hábito #6

¡Recupera tu ejercicio!

"El único ejercicio que algunas personas hacen, está sacando
conclusiones, corriendo por sus amigos, responsabilidad
lateral, y empujando su suerte."
- Desconocido

Ejercicio: ¡cada paso es medicina poderosa!

La pandemia COVID-19 2020 ha colocado un amortiguador en un montón de cosas que solíamos hacer para mantenernos en forma y mantenernos en forma. Los gimnasios están cerrados para ayudar a frenar la propagación del virus y llevar a las personas a la distancia social. Es posible que te pierdas la diversión que viene de caminar con un grupo o caminar con un amigo. Con los desafíos que el trabajo desde casa y el estar en cuarentena traen, incluso puede que carezca de la motivación para continuar o incluso comenzar una rutina por su cuenta. Trabajar desde casa también nos ha llevado a hacer mucho más sentados y mucho menos movimiento que antes de la pandemia, y se muestra en nuestro vientre, alrededor de nuestra cintura y caderas, y definitivamente en la báscula del baño. Se arrastró sobre nosotros ya que apenas nos "vestimos" para ir a ninguna parte: los pijamas son nuestro trabajo, y los sudores hacen muy bien para casi cualquier otra cosa. Para agregar más combustible al fuego, si eres como miles de estadounidenses que están sin trabajo y tienen dificultades para encontrar dinero para pagar el alquiler y poner comida en la mesa, el ejercicio podría ser bastante bajo en tu lista de tareas pendientes. Bueno, con suerte, este capítulo te motivará a recuperar a tu Ex, y esta vez, guárdalo.

El ejercicio es un medicamento potente para el cuerpo. [1-26] Hace que su sistema inmunológico sea más fuerte. [1-8] Te ayuda a dormir mejor (sueño de calidad). [9-12] Mejora el control del azúcar en la sangre en la diabetes tipo 2. [13-16] Ayuda a controlar la presión arterial alta. [17-20] Es ideal para su salud mental y reduce el estrés. [21-26] El ejercicio se ha utilizado como "medicina" para ayudar a tratar 26 enfermedades diferentes: enfermedades psiquiátricas (depresión, ansiedad, estrés, esquizofrenia); enfermedades neurológicas (demencia, enfermedad de Parkinson, esclerosis múltiple); enfermedades metabólicas (obesidad, hiperlipidemia, síndrome metabólico, síndrome de ovario policístico, diabetes tipo 2, diabetes tipo 1); enfermedades cardiovasculares (hipertensión, cardiopatía coronaria, insuficiencia cardíaca, apoplejía cerebral y claudicación intermitente); enfermedades pulmonares (enfermedad pulmonar obstructiva crónica, asma, fibrosis quística); trastornos músculo-esqueléticos (osteoartritis, osteoporosis, dolor de espalda, artritis reumatoide); y el cáncer. [17, 19]Dado que este libro será leído por personas en diferentes grupos de edad y niveles de fitness, quería incluir una idea de ejercicio que sería adecuado para la mayoría de las personas. Por lo tanto, inmediatamente pensé en mi hermana Donna, que es fisioterapeuta y ha estado practicando durante más de 30 años, y esto es lo que dijo, "caminar es el mejor ejercicio, ya que no necesita habilidad especial o equipo". Caminar es económico, ya que la mayoría de las personas ya poseen un par de dos de zapatillas, así que hay poco o ningún costo para comenzar. Caminar es mucho más fácil en las rodillas y las articulaciones que correr o correr. Puedes moverte a tu propio ritmo: un paseo casual, caminar rápido o caminar con los brazos doblados y pasos más rápidos y cortos. Puedes planificar tu caminata cuando más te convenga. Si eres un madrugador como yo, te gustaría caminar por la mañana para empezar el día con el pie derecho. Usted puede ir a dar un paseo informal o rápido en el almuerzo o la hora de descanso. Incluso podría hacer una vuelta o dos alrededor del estacionamiento en la tienda de comestibles antes de ir al interior. Hay tantos tipos de caminata con diferentes variaciones de velocidad, como el paseo casual, la marcha rápida, la marcha por el poder, la marcha por la carrera, la marcha nórdica y la marcha maratoniana". También le pedí a Donna ideas de ejercicio para los residentes de residencias de ancianos, para personas que están atadas a sillas o camas. Esto es lo que dijo: "También hay varios videos sobre ejercicios de sillas... básicamente mueve la mayor cantidad de tu cuerpo que puedas tan a menudo como puedas, ya sea encuadernado en silla o en la cama".

La mayoría de las personas pueden caminar con seguridad como ejercicio, pero primero consulta con tu médico si tienes un problema de salud o si alguna parte de tu cuerpo ha sido herida. Consulta primero con el médico si ha pasado mucho tiempo desde que has estado activo o si tienes mucho sobrepeso. Mientras caminas, recuerda seguir las pautas de los CDC sobre el distanciamiento social, usar máscaras faciales y/o mantenerte a 6 pies de distancia de las personas que no viven contigo.

Hábito #7

¡Ríete!

Risas: ¡impulsor del sistema inmune!

Es verdad, un corazón alegre hace un bien igual que la medicina. Las investigaciones muestran que la risa aumenta y fortalece el sistema inmunitario. [1-8] También ayuda en el manejo del dolor mediante el aumento de su tolerancia al dolor [9-12], reduce el estrés [13-21], y mejora su estado de ánimo y le hace sentir feliz. [22-24]

Aquí hay algunas citas de médicos famosos: [25]

"La simple verdad es que las personas felices generalmente no se enferman." – Bernie Siegel, M.D. (un experto reconocido internacionalmente en el campo

del tratamiento del cáncer y la medicina holística complementaria)

"Los mejores médicos entienden que hay una intervención fisiológica intrínseca provocada por emociones positivas como risas alegres, optimismo y esperanza." – Lee Berk, DrPH, Assoc. Res. Pro Loma Linda School of Medicine School of Medicine

"En su mayor parte, cuando vas y recibes tratamiento médico, un médico no necesariamente te va a decir que tomes dos aspirinas y veas a Laurel y Hardy, pero la realidad es que es donde estamos y es más real que nunca. Esto tiene una verdadera ciencia. Y es tan real como tomar una droga." – Lee Berk, DrPH, Assoc. Res. Pro Loma Linda School of Medicine

"Las oportunidades diarias de risa son importantes para los pacientes con diabetes" – Keiko Hayashi, RN, PhD

"Créanlo o no, tener una risa muy abundante también puede ayudar. Esto se debe a que la risa hace que el diafragma se mueva y esto juega un papel vital en mover la sangre alrededor del cuerpo." – Dra. Andrea Nelson, Escuela de Salud de la Universidad de Leeds

Comienza con una sonrisa: Si ha pasado mucho tiempo desde que te reíste, es posible que quieras empezar con una sonrisa. Hazlo ahora mismo mientras lees esto. Respira hondo, y mientras exhalas lentamente, pon una sonrisa grande y cálida en tu cara como si estuvieras comiendo una galleta de chocolate caliente recién horneada. Ahora, piensa en algo triste, pero sigue sonriendo. Es muy difícil mantener un pensamiento negativo o infeliz en tu mente mientras mantienes una sonrisa en tu cara.

Mira a los comediantes de stand-up: Esto es tan simple como se pone a la gente. Les pagan para hacer reír a la gente. ¿No sabes por dónde empezar? Google o pregúntale a un amigo.

Ver comedias: Están hechas para un solo propósito y un solo propósito: hacer reír a la gente. Ya sabes por dónde empezar.

Leer y compartir chistes divertidos: Tales como estos: [26]

Dos cazadores están en el bosque cuando uno de ellos se derrumba. No respira y sus ojos están acristalados. El otro tipo saca su celular y llama al 911. "Creo que mi amigo está muerto!", Grita. "¿Qué puedo hacer?" El operador dice, "Cálmate. Primero, asegurémonos de que está muerto". Hay un silencio, luego un tiro. De vuelta al teléfono, el tipo dice, "Bien, ¿ahora qué?"

Una tortuga está cruzando la carretera cuando es asaltado por dos caracoles. Cuando aparece la policía, le preguntan qué pasó. La tortuga sacudida responde: "No lo sé. Todo sucedió tan rápido".

Intenté desconectar el teléfono de mi madre, pero el servicio de atención al cliente me dijo que como la cuenta estaba a nombre de mi padre, tendría que ser él quien pusiera la solicitud. El hecho de que hubiera estado muerto durante 40 años no instó al representante. Entonces una solución me golpeó: "Si dejo de pagar la factura, puedes apagar el servicio, ¿verdad?" "Bueno, sí", dijo a regañadientes. "Pero eso arruinaría su crédito."

Un sacerdote, un ministro y un rabino quieren ver quién es el mejor en su trabajo. Así que cada uno va al bosque, encuentra un oso e intenta convertirlo. Más tarde se juntan. El sacerdote comienza: "Cuando encontré al oso, le leí del Catecismo y lo rocié con agua bendita. La próxima semana es su Primera Comunión." " Encontré un oso junto a la corriente", dice el ministro, "y prediqué la santa palabra de Dios. El oso estaba tan hipnotizado que me dejó bautizarlo." Ambos miran hacia abajo al rabino, que está acostado en una camilla en un yeso. "Mirando hacia atrás", dice, "tal vez no debería haber empezado con la circuncisión".

Un tipo ve un letrero afuera de una casa que dice "Perro parlante en venta". Intrigado, entra. "¿Qué has hecho con tu vida?", pregunta al perro. "He llevado una vida muy plena", dice el perro. "Vivía en los Alpes rescatando a las víctimas de avalanchas. Luego serví a mi país en Irak. Y ahora paso mis días leyendo a los residentes de una casa de retiro". El tipo está desconcertado. Le pregunta al dueño del perro: "¿Por qué querrías deshacer te de un perro increíble como ese?" El dueño dice, "¡Porque es un mentiroso! ¡Nunca hizo nada de eso!"

El doctor dice,"Larry, todo se ve genial. ¿Cómo te va mental y emocionalmente? ¿Estás en paz con Dios?" Larry responde: "Dios y yo estamos unidos. Sabe que tengo mala vista, así que lo arreglé así que cuando me levanto en medio de la noche para ir al baño, ¡puf! La luz se enciende. ¡Cuando acabe, maricón! La luz se apaga." " Wow, eso es increíble", dice el doctor. Un poco más tarde, el doctor llama a la esposa de Larry. "Bonnie", dice, "¡Larry está bien! Pero tuve que llamarte porque estoy asombrado de su relación con Dios. ¿Es cierto que se levanta durante la noche, y puof, la luz se enciende en el baño, y cuando ha terminado, puf, la luz se apaga? — ¡Ay no! —exclama Bonnie—. "¡Está orinando en el refrigerador otra vez!"

Había una vez niños gemelos, de seis años, que habían desarrollado personalidades extremas. Uno era pesimista y el otro un optimista total. Preocupados, sus padres los llevaron a un psiquiatra. Primero, el psiquiatra trató al pesimista. Tratando de alegrar su perspectiva, el psiquiatra lo llevó a una habitación llena de juguetes. Pero en lugar de gritar con alegría, el niño estalló en lágrimas. "¿Qué pasa?", Preguntó el psiquiatra. "¿No quieres jugar con ninguno de los juguetes?" "Sí", gritó el niño, "pero si lo hiciera sólo los rompería." A continuación, el psiquiatra trató al optimista. Tratando de amortiguar su perspectiva, el psiquiatra lo llevó a una habitación apilada al techo con estiércol de caballo. Pero en lugar de arrugarse la nariz con disgusto, el optimista subió a la parte superior de la pila, y comenzó a cavar alegremente la primicia con sus propias manos. "¿Qué estás haciendo?", Preguntó el desconcertado psiquiatra. El niño respondió: "Con todo este estiércol, debe haber un pony aquí en alguna parte!"

Aquí hay una mezcla de citas de risa y citas sobre la risa [27]

La risa me permite relajarme. Es el equivalente a respirar profundamente, dejarlo salir y decir: 'Esto, también, pasará'. - *Odette Pollar*

La risa abre los pulmones, y abrir los pulmones ventila el espíritu. - *Desconocido*

La risa sirve como agente de bloqueo. Al igual que un chaleco antibalas, puede ayudarte a protegerte contra los estragos de las emociones negativas que pueden asaltarte en enfermedades. - *Norman Cousins*

Tu cuerpo no puede sanar sin jugar. Tu mente no puede sanar sin risas. Tu alma no puede sanar sin gozo. - *Catherine Rippenger Fenwick*

Mirth es como un destello de relámpago que rompe a través de una penumbra de nubes y brillo por el momento.

La alegría mantiene la luz del día en la mente, llenándola de serenidad constante y perpetua. - *Samuel Johnson*

Seguiré el camino ascendente hoy; Mantendré mi cara a la luz. Voy a pensar pensamientos altos a medida que voy a mi camino; Haré lo que sé correcto. Voy a buscar las flores al lado de la carretera; Me reiré, amaré y seré fuerte. Trataré de aligerar la carga de otro este día a medida que me va. - *Mary S. Edgar*

Entre los que me gustan o admiro, no encuentro ningún denominador común, pero entre los que amo, puedo: todos ellos me hacen reír. - *W. H. Auden*

No he visto morir a nadie de risa, pero conozco a millones que están muriendo porque no se ríen. - *Dr. Madan Kataria*

Un optimista se ríe de olvidar; un pesimista se olvida de reír. - *Tom Nansbury*

Y mantén el sentido del humor. No significa que tengas que contar chistes. Si no puedes pensar en otra cosa, cuando tengas mi edad, quítate la ropa y camina frente a un espejo. Te garantizo que te reirás. - *Art Linkletter*

Una buena risa es el sol en la casa. - *William Thackeray*

Una sonrisa es una curva que lo endereza todo. - *Phyllis Diller*

El cuidado, el malhumorado y la ansiedad— todo este óxido de vida debe ser azotado por el aceite de la alegría. Mirth es la medicina de Dios. - *Henry Ward Beeche*

Nunca lo habría logrado si no hubiera podido reírme. Me levantó momentáneamente de esta horrible situación, lo suficiente para que sea habitable. - *Viktor Frankl*

Como el jabón es para el cuerpo, así que la risa es para el alma. - *Un proverbio judío*

El cáncer es probablemente la cosa más desaparecida del mundo, pero soy un comediante, e incluso el cáncer podría impedirme ver el humor en lo que pasé. - *Gilda Radner*

Cuando te rías, abre la boca lo suficientemente ancha como para que el ruido salga sin chillar, tira la cabeza hacia atrás como si fueras a afeitarte, agárrate a tu pelo falso con ambas manos y luego ríete hasta que tu alma se descanse a fondo. - *Josh Billings*

Agradecimientos

Gracias a Dios —Creador de toda vida— por darme el amor por la escritura, una mente creativa, un sentido del humor y la determinación de vivir una vida larga y saludable, hasta el momento en que mi aliento prestado regrese a El.

Gracias a mis difuntos padres, Thomas y Thelma Bryan, por su amor y apoyo a lo largo de los años.

Un agradecimiento especial a mis amigos

Dra. Trinoda Radcliffe, D.D.S

y

Dr. Alex Evans, M.D.

Y por último, pero no menos importante un agradecimiento especial a mi gemela irlandesa y querida hermana

Donna Eaton, PT 😊

Angela M. Bryan, MPA, RD, LDN

Sin saberlo, los tres contribuyeron a la escritura de este libro. Se tomó el tiempo fuera de sus apretadas agendas para responder a mis preguntas. Compartieron sus conocimientos profesionales y experiencia clínica en sus respectivos campos de la atención médica. Su contribución fue invaluable para la escritura de este libro y por eso, estoy verdaderamente agradecido.

Acera del autor

Angela es una dietista registrada y también una dietista/nutricionista con licencia en el estado de Florida. Recibió su licenciatura en dietética de la Universidad Andrews en Berrien Springs, MI. Tiene una Maestría en Asuntos Públicos con una concentración en la administración de servicios humanos, de la Universidad del Noroeste de Indiana en la ciudad de Gary. Actualmente trabaja como dietista clínica en el cuidado a largo plazo de Life Care Centers of America. Angela cree en la práctica de lo que predica, al predicar con el ejemplo. Ella cree que es la mejor y más efectiva manera de motivar a otros a adoptar hábitos alimenticios y estilos de vida más saludables. Angela cree firmemente que la verdadera riqueza es su salud y una inversión digna.

Indice

Hábito #1: Comer para vivir

[1] Gibson A, Edgar J, Neville C, et al. Effect of fruit and vegetable consumption on immune function in older people: a randomized controlled trial. *Am J Clin Nutr*. 2012;96(6):1429-16

[2] Malter M, Schriever G, Eilber U. Natural killer cells, vitamins, and other blood components of vegetarian and omnivorous men. *Nutr Cancer*. 1989;12:271-278;

[3] Carddock JC, Neale EP, People GE, Probst YC. Vegetarian-based dietary patterns and their relation with inflammatory and immune biomarkers: a systematic review and meta-analysis. *Adv Nutr*. 2019;10:433-451.

[4] Zhu F, Du B, Xu B. Anti-inflammatory effects of phytochemicals from fruits, vegetables, and food legumes: a review. *Crit Rev Food Sci Nutr*. 2018 May 24;58(8):1260-1270. doi: 10.1080/10408398.2016.1251390. Epub 2017 Jun 12. PMID: 28605204.

[5] Soundararajan P, Kim JS. Anti-carcinogenic glucosinolates in cruciferous vegetables and their antagonistic effects on prevention of cancers. *Molecules*. 2018 Nov 15;23(11):2983.

doi: 10.3390/molecules23112983. PMID: 30445746; PMCID: PMC6278308.

[6] Alwarawrah Y, Kiernan K, MacIver NJ. Changes in nutritional status impact immune cell metabolism and function. *Front Immunol.* 2018;9:1055-1069.

[7] Haddad EH, Berk LS, Kettering JD, Hubbard RW, Peters WR. Dietary intake and biochemical, hematologic, and immune status of vegans compared with nonvegetarians. *Am J Clin Nutr.* 1999;70(3 Suppl):586S-593S.

[8] Tapsell LC, Hemphill I, Cobiac L, Patch CS, Sullivan DR, Fenech M, Roodenrys S, Keogh JB, Clifton PM, Williams PG, Fazio VA, Inge KE. Health benefits of herbs and spices: the past, the present, the future. *Med J Aust.* 2006 Aug 21;185(S4):S1-S24. PMID: 17022438.

[9] Jiang TA. Health benefits of culinary herbs and spices. *J AOAC Int.* 2019 Mar 1;102(2):395-411. doi: 10.5740/jaoacint.18-0418. Epub 2019 Jan 16. PMID: 30651162.

[10] Dragsted LO, Pedersen A, Hermetter A, Basu S, Hansen M, Haren GR, Kall M, Breinholt V, Castenmiller JJ, Stagsted J, Jakobsen J, Skibsted L, Rasmussen SE, Loft S, Sandström B. The 6-a-day study: effects of fruit and vegetables on markers of oxidative stress and

antioxidative defense in healthy nonsmokers. *Am J Clin Nutr.* 2004 Jun;79(6):1060-72. doi: 10.1093/ajcn/79.6.1060. PMID: 15159237.

Hábito #2: Repensar tu bebida

[1] Yu S, Zhang G, Jin LH. A high-sugar diet affects cellular and humoral immune responses in drosophila. *Exp Cell Res.* 2018 Jul 15;368(2):215-224. doi: 10.1016/j.yexcr.2018.04.032. Epub 2018 May 1. PMID: 29727694.

[2] Albert Sanchez, JL, Reeser, HS, Lau, PY, Yahiku, RE, Willard, PJ, McMillan, SY, Cho, AR. Roles of sugar in human neutrophilic phagocytosis. *The American Journal of Clinical Nutrition*, 1973 Nov:26(11):1180-1184.

[3] Centers for Disease Control and Prevention. Get the facts: sugar-sweetened beverages and consumption. Available from: https://www.cdc.gov

[4] U.S Department of Agriculture, U.S. Department of Health and Human Services. Dietary guidelines for Americans, 2015-2010. 8th edition. Washington DC: U.S. Government Printing Office; 2015.

[5]   Rosinger A, Herrick K, Gahche J, Park S. Sugar-sweetened beverage consumption among U.S. youth, 2011–2014. *NCHS Data*

Brief. 2017;271. Hyattsville, MD: National Center for Health Statistics.

[6] Rosinger A, Herrick K, Gahche J, Park S. Sugar-sweetened beverage consumption among U.S. adults, 2011–2014. *NCHS Data Brief.* 2017;270. Hyattsville, MD: National Center for Health Statistics.

[7] Kit BK, Fakhouri TH, Park S, Nielsen SJ, Ogden CL. Trends in sugar-sweetened beverage consumption among youth and adults in the United States: 1999-2010. *Am J Clin Nutr.* 2013;98(1):180-188.

[8] Malik VS, Hu FB. Sugar-sweetened beverages and cardiometabolic health: an update of the evidence. *Nutrients.* 2019;11(8):1840.

[9] Malik VS, Hu FB. Fructose and cardiometabolic health: what the evidence from sugar-sweetened beverages tells us. *J Am Coll Cardiol.* 2015;66(14):1615-1624.

[10] Bomback A, Derebail V, Shoham D, et al. Sugar-sweetened soda consumption, hyperuricemia, and kidney disease. *Kidney International.* 2010;77(7):609-616.

[11] Valenzuela MJ, Waterhouse B, Aggarwal VR, Bloor K, Doran T. Effect of sugar-sweetened beverages on oral health: a systematic review

and meta-analysis. *Eur J Public Health*. 2020 Aug 23;ckaa147. doi: 10.1093/eurpub/ckaa147. Epub ahead of print. PMID: 32830237.

[12] Starbucks website. Available from: https//www. Starbucks.com

[13] McDonald's Nutrition Calculator. Available from: https://www.mcdonalds.com

Hábito #3: Manténgase hidratado

[1] Gray's Anatomy for Students: With Student Consult Online Access. Drake, R, Vogl, A., Mitchell, A. 2019.

[2] Lymph - definition and more from the Free Merriam-Webster Dictionary. Available from: www.merriam-webster.com.

[4] Chishaki T, Umeda T, Takahashi I, Matsuzaka M, Iwane K, Matsumoto H, Ishibashi G, Ueno Y, Kashiwa N, Nakaji S. Effects of dehydration on immune functions after a judo practice session. Luminescence. 2013 Mar-Apr;28(2):114-20. doi: 10.1002/bio.2349. Epub 2012 Feb 24. PMID: 22362640.

[5] Guseĭnova ST. Morphological changes in lymphoid nodules of small intestine in dehydration]. *Morfologiia*. 2010;137(5):44-7. Russian. PMID: 21500432.

[6] Guseinov TS, Guseinova ST. Effect of dehydration on morphogenesis of the lymphatic network and immune structures in the small intestine. *Bull Exp Biol Med.* 2008 Jun;145(6):755-7. doi: 10.1007/s10517-008-0187-2. PMID: 19110570.

[7] Drewnowski A, Rehm CD, Constant F. Water and beverage consumption among children age 4-13y in the United States: analyses of 2005-2010 NHANES data. *Nutr J.* 2013 Jun 19;12:85. doi: 10.1186/1475-2891-12-85. PMID: 23782914; PMCID: PMC3698018.

[8] Rosinger AY, Herrick KA, Wutich AY, Yoder JS, Ogden CL. Disparities in plain, tap and bottled water consumption among US adults: National Health and Nutrition Examination Survey (NHANES) 2007-2014. *Public Health Nutr.* 2018 Jun;21(8):1455-1464. doi: 10.1017/S1368980017004050. Epub 2018 Feb 1. PMID: 29388529; PMCID: PMC7474465.

[9] Park S, Onufrak S, Cradock A, Patel A, Hecht C, Merlo C, Blanck HM. Correlates of infrequent plain water intake among US high school students: National Youth Risk Behavior Survey, 2017. *Am J Health Promot.* 2020 Jun;34(5):549-554. doi: 10.1177/0890117120911885. Epub 2020 Mar 18. PMID: 32186199; PMCID: PMC7546545.

Hábito #4: ¿Fumar? ¡Parada!

[1] Hersey P, Prendergast D, Edwards A. Effects of cigarette smoking on the immune system. Follow-up studies in normal subjects after cessation of smoking. *Med J Aust*. 1983 Oct 29;2(9):425-9. PMID: 6633406.

[2] Mehta H, Nazzal K, Sadikot RT. Cigarette smoking and innate immunity. *Inflamm Res*. 2008 Nov;57(11):497-503. doi: 10.1007/s00011-008-8078-6. PMID: 19109742

[3] Qiu F, Liang CL, Liu H, Zeng YQ, Hou S, Huang S, Lai X, Dai Z. Impacts of cigarette smoking on immune responsiveness: up and down or upside down? *Oncotarget*. 2017 Jan 3;8(1):268-284. doi: 10.18632/oncotarget.13613. PMID: 27902485; PMCID: PMC5352117.

[4] Ebihara S, Ebihara T, Okazaki T, Sasaki H. Cigarette smoking, cough reflex, and respiratory tract infection. *Arch Intern Med*. 2005 Apr 11;165(7):814. doi: 10.1001/archinte.165.7.814-a. PMID: 15824305.

[5] Robbins CS, Dawe DE, Goncharova SI, Pouladi MA, Drannik AG, Swirski FK, Cox G, Stämpfli MR. Cigarette smoke decreases pulmonary dendritic cells and impacts antiviral immune responsiveness. *Am J Respir Cell Mol Biol*. 2004 Feb;30(2):202-11.

doi: 10.1165/rcmb.2003-0259OC. Epub 2003 Aug 14. PMID: 12920055.

[6] Mehta H, Nazzal K, Sadikot RT. Cigarette smoking and innate immunity. *Inflamm Res.* 2008 Nov;57(11):497-503. doi: 10.1007/s00011-008-8078-6. PMID: 19109742.

[7] Elisia I, Lam V, Cho B, Hay M, Li MY, Yeung M, Bu L, Jia W, Norton N, Lam S, Krystal G. The effect of smoking on chronic inflammation, immune function and blood cell composition. *Sci Rep.* 2020 Nov 10;10(1):19480. doi: 10.1038/s41598-020-76556-7. PMID: 33173057; PMCID: PMC7655856.

[8] Danov O, Wolff M, Bartel S, Böhlen S, Obernolte H, Wronski S, Jonigk D, Hammer B, Kovacevic D, Reuter S, Krauss-Etschmann S, Sewald K. Cigarette smoke affects dendritic cell populations, epithelial barrier function, and the immune response to viral infection with H1N1. *Front Med (Lausanne).* 2020 Nov 6;7:571003. doi: 10.3389/fmed.2020.571003. PMID: 33240904; PMCID: PMC7678748.

[9] L, Benowitz NL. Cigarette smoking and infection. *Arch Intern Med.* 2004 Nov 8;164(20):2206-16. doi: 10.1001/archinte.164.20.2206. PMID: 15534156.

[10] Zee KY. Smoking and periodontal disease. *Aust Dent J.* 2009 Sep;54;Suppl 1:S44-50. doi: 10.1111/j.1834-7819.2009.01142.x. PMID: 19737267.

[11] Bergström J. Tobacco smoking and chronic destructive periodontal disease. *Odontology.* 2004 Sep;92(1):1-8. doi: 10.1007/s10266-004-0043-4. PMID: 15490298.

[12] Kerdvongbundit V, Wikesjö UM. Effect of smoking on periodontal health in molar teeth. *J Periodontol.* 2000 Mar;71(3):433-7. doi: 10.1902/jop.2000.71.3.433. PMID: 10776931.

[13] Gera I. A dohányzás hatása a fogágybetegség elterjedtségére és gyakoriságára [The effect of smoking on the spread and frequency of periodontal disease]. *Fogorv Sz.* 1999 Apr;92(4):99-110. Hungarian. PMID: 10334078.

[14] Albandar JM, Streckfus CF, Adesanya MR, Winn DM. Cigar, pipe, and cigarette smoking as risk factors for periodontal disease and tooth loss. *J Periodontol.* 2000 Dec;71(12):1874-81. doi: 10.1902/jop.2000.71.12.1874. PMID: 11156044.

[15] Bergström J, Eliasson S, Dock J. A 10-year prospective study of tobacco smoking and periodontal health. *J Periodontol.*

2000 Aug;71(8):1338-47. doi: 10.1902/
jop.2000.71.8.1338. PMID: 10972650.

[16] Johnson GK, Hill M. Cigarette smoking
and the periodontal patient. *J Periodontol.*
2004 Feb;75(2):196-209. doi: 10.1902/
jop.2004.75.2.196. PMID: 15068107.

[17] Centers for Disease Control and
Prevention. Highlights: smoking among adults
in the United States: other health effects. [last
updated 2015 Jul 15; cited 2018 Mar 22].
https://www.cdc.gov/tobacco/data_statistics/
sgr/2004/highlights/other_effects/index.htm

[18] U.S. Department of Health and Human
Services. A report of the Surgeon General. The
health consequences of smoking. Atlanta: U.S.
Department of Health and Human Services,
Centers for Disease Control and Prevention,
National Center for Chronic Disease Prevention
and Health Promotion, Office on Smoking
and Health, 2004 [cited 2018 Mar 22]. PMID:
20669512.

[19] U.S. Department of Health and Human
Services. The health consequences of
smoking—50 years of progress: A report of the
Surgeon General. Atlanta: U.S. Department
of Health and Human Services, Centers for
Disease Control and Prevention, National

Center for Chronic Disease Prevention and Health Promotion, Office on Smoking and Health, 2014 [cited 2018 Mar 22]

[20] Eke PI, Dye BA, Wei L, et al. Prevalence of periodontitis in adults in the United States: 2009 and 2010. J Dent Res. 2012 Oct;91(10):914-20. doi: 10.1177/0022034512457373. Epub 2012 Aug 30. PMID: 22935673. [cited 2018 Mar 22].

[21] U.S. Department of Health and Human Services. A report of the Surgeon General. The health consequences of smoking. Atlanta: U.S. Department of Health and Human Services, Centers for Disease Control and Prevention, National Center for Chronic Disease Prevention and Health Promotion, Office on Smoking and Health, 2004 [cited 2018 Mar 22]. PMID: 20669512.

[22] National Institute of Dental and Craniofacial Research. Periodontal (gum) disease: causes, symptoms, and treatments. 2017. https://www.nidcr.nih.gov/sites/default/files/2017-09/periodontal-disease_0.pdf [cited 2018 Mar 22].

[23] Hempton TJ, Leone C. The effects of smoking on periodontal disease and periodontal therapies. *J Mass Dent Soc.* 1997 Spring;46(1):33-5, 38-40. PMID: 9540728.

[24] Johnson GK, Guthmiller JM. The impact of cigarette smoking on periodontal disease and treatment. *Periodontol* 2000. 2007;44:178-94. doi: 10.1111/j.1600-0757.2007.00212.x. PMID: 17474933.

[25] Rota MT, Poggi P, Baratta L, Gaeta E, Boratto R, Tazzi A. Tobacco smoke in the development and therapy of periodontal disease: progress and questions. *Bull Group Int Rech Sci Stomatol Odontol.* 1999 Oct-Dec;41(4):116-22. doi: 10.3201/eid0801.010049. PMID: 11799741.

[26] Laxman VK, Annaji S. Tobacco use and its effects on the periodontium and periodontal therapy. *J Contemp Dent Pract.* 2008 Nov 1;9(7):97-107. PMID: 18997922.

[27] Centers for Disease Control and Prevention. Adult Oral Health: Facts About Adult Oral Health. Available from: https://www.cdc.gov/oralhealth/basics/adult-oral-health/index.html

[28] Silverstein P. Smoking and wound healing. *Am J Med.* 1992 Jul 15;93(1A):22S-24S. doi: 10.1016/0002-9343(92)90623-j. PMID: 1323208.

[29] Netscher DT, Clamon J. Smoking: adverse effects on outcomes for plastic surgical patients. *Plast Surg Nurs.* 1994 Winter;14(4):205-10. doi: 10.1097/00006527-199401440-00003. PMID: 7732100.

[30] Rinker B. The evils of nicotine: an evidence-based guide to smoking and plastic surgery. *Ann Plast Surg.* 2013 May;70(5):599-605. doi: 10.1097/SAP.0b013e3182764fcd. PMID: 23542839.

[31] Wright E, Tzeng TH, Ginnetti M, El-Othmani MM, Saleh JK, Saleh J, Lane JM, Mihalko WM, Saleh KJ. Effect of smoking on joint replacement outcomes: opportunities for improvement through preoperative smoking cessation. Instr Course Lect. 2016;65:509-20. PMID: 27049216.

[32] Whiteford L. Nicotine, CO and HCN: the detrimental effects of smoking on wound healing. *Br J Community Nurs.* 2003 Dec;8(12):S22-6. doi: 10.12968/bjcn.2003.8.Sup6.12554. PMID: 14700008.

[33] Frick WG, Seals RR Jr. Smoking and wound healing: a review. *Tex Dent J.* 1994 Jun;111(6):21-3. PMID: 8633290.

[34] Marcy TW, Merrill WW. Cigarette smoking and respiratory tract infection. *Clin Chest Med.* 1987 Sep;8(3):381-91. PMID: 3311582.

[35] Ebihara S, Ebihara T, Okazaki T, Sasaki H. Cigarette smoking, cough reflex, and respiratory tract infection. *Arch Intern Med.* 2005 Apr 11;165(7):814. doi: 10.1001/archinte.165.7.814-a. PMID: 15824305.

[36] Marcy TW, Merrill WW. Cigarette smoking and respiratory tract infection. *Clin Chest Med*. 1987 Sep;8(3):381-91. PMID: 3311582.

[37] Peiffer G, Underner M, Perriot J. Les effets respiratoires du tabagisme [The respiratory effects of smoking]. *Rev Pneumol Clin*. 2018 Jun;74(3):133-144. French. doi: 10.1016/j. pneumo.2018.04.009. Epub 2018 May 22. PMID: 29793770.

[38] Ishii Y. Smoking and respiratory diseases. *Nihon Rinsho*. 2013 Mar;71(3):416-20. Japanese. PMID: 23631228.

[39] Milner D. The physiological effects of smoking on the respiratory system. *Nurs Times*. 2004 Jun 15-21;100(24):56-9. PMID: 15224495.

[40] McEvoy CT, Spindel ER. Pulmonary effects of maternal smoking on the fetus and child: effects on lung development, respiratory morbidities, and life-long lung health. *Paediatr Respir Rev*. 2017 Jan;21:27-33. doi: 10.1016/j. prrv.2016.08.005. Epub 2016 Aug 19. PMID: 27639458; PMCID: PMC5303131.

[41] Noël A, Hansen S, Zaman A, Perveen Z, Pinkston R, Hossain E, Xiao R, Penn A. In utero exposures to electronic-cigarette aerosols impair the *Wnt* signaling during mouse lung development. *Am J Physiol Lung Cell Mol*

Physiol. 2020 Apr 1;318(4):L705-L722. doi: 10.1152/ajplung.00408.2019. Epub 2020 Feb 21. PMID: 32083945.

[42] Spindel ER, McEvoy CT. The role of nicotine in the effects of maternal smoking during pregnancy on lung development and childhood respiratory disease. Implications for dangers of E-cigarettes. *Am J Respir Crit Care Med.* 2016 Mar 1;193(5):486-94. doi: 10.1164/ rccm.201510-2013PP. PMID: 26756937; PMCID: PMC4824926.

[43] Lødrup Carlsen KC, Skjerven HO, Carlsen KH. The toxicity of E-cigarettes and children's respiratory health. *Paediatr Respir Rev.* 2018 Sep;28:63-67. doi: 10.1016/j.prrv.2018.01.002. Epub 2018 Feb 10. PMID: 29580719.

[44] Orzabal MR, Lunde-Young ER, Ramirez JI, Howe SYF, Naik VD, Lee J, Heaps CL, Threadgill DW, Ramadoss J. Chronic exposure to e-cig aerosols during early development causes vascular dysfunction and offspring growth deficits. *Transl Res.* 2019 May;207:70-82. doi: 10.1016/j.trsl.2019.01.001. Epub 2019 Jan 7. PMID: 30653941; PMCID: PMC6486852.

[45] Wong MK, Barra NG, Alfaidy N, Hardy DB, Holloway AC. Adverse effects of perinatal nicotine exposure on reproductive outcomes. *Reproduction.* 2015 Dec;150(6):R185-93.

doi: 10.1530/REP-15-0295. Epub 2015 Oct 2. PMID: 26432348.

[46] Pereira PP, Da Mata FA, Figueiredo AC, de Andrade KR, Pereira MG. Maternal active smoking during pregnancy and low birth weight in the Americas: a systematic review and meta-analysis. *Nicotine Tob Res*. 2017 May 1;19(5):497-505. doi: 10.1093/ntr/ntw228. PMID: 28403455.

[47] Dessì A, Corona L, Pintus R, Fanos V. Exposure to tobacco smoke and low birth weight: from epidemiology to metabolomics. *Expert Rev Proteomics*. 2018 Aug;15(8):647-656. doi: 10.1080/14789450.2018.1505508. Epub 2018 Aug 3. PMID: 30052087.

[48] Ko TJ, Tsai LY, Chu LC, Yeh SJ, Leung C, Chen CY, Chou HC, Tsao PN, Chen PC, Hsieh WS. Parental smoking during pregnancy and its association with low birth weight, small for gestational age, and preterm birth offspring: a birth cohort study. *Pediatr Neonatol*. 2014 Feb;55(1):20-7. doi: 10.1016/j.pedneo.2013.05.005. Epub 2013 Jul 12. PMID: 23850094.

[49] Wang R, Sun T, Yang Q, Yang Q, Wang J, Li H, Tang Y, Yang L, Sun J. Low birthweight of children is positively associated with mother's

prenatal tobacco smoke exposure in Shanghai: a cross-sectional study. *BMC Pregnancy Childbirth*. 2020 Oct 8;20(1):603. doi: 10.1186/s12884-020-03307-x. PMID: 33032551; PMCID: PMC7542738.

[50] Horta BL, Victora CG, Menezes AM, Halpern R, Barros FC. Low birthweight, preterm births and intrauterine growth retardation in relation to maternal smoking. *Paediatr Perinat Epidemiol*. 1997 Apr;11(2):140-51. doi: 10.1046/j.1365-3016.1997.d01-17.x. PMID: 9131707.

[51] Centers for Disease Control and Prevention. Available from: https//www.cdc.gov/tobacco/quit

Hábito #5: Vete a la cama y duerme

[1] Besedovsky L, Lange T, Haack M. The sleep-immune crosstalk in health and disease. *Physiol Rev*. 2019 Jul 1;99(3):1325-1380. doi: 10.1152/physrev.00010.2018. PMID: 30920354; PMCID: PMC6689741.

[2] Irwin MR. Why sleep is important for health: a psychoneuroimmunology perspective. *Annu Rev Psychol*. 2015 Jan 3;66:143-72. doi: 10.1146/annurev-psych-010213-115205. Epub 2014 Jul 21. PMID: 25061767; PMCID: PMC4961463.

[3] Majde JA, Krueger JM. Links between the innate immune system and sleep. *J Allergy Clin Immunol*. 2005 Dec;116(6):1188-98. doi: 10.1016/j.jaci.2005.08.005. Epub 2005 Sep 28. PMID: 16337444.

[4] Bryant PA, Trinder J, Curtis N. Sick and tired: does sleep have a vital role in the immune system? *Nat Rev Immunol*. 2004 Jun;4(6):457-67. doi: 10.1038/nri1369. PMID: 15173834.

[5] Gamaldo CE, Shaikh AK, McArthur JC. The sleep-immunity relationship. *Neurol Clin*. 2012 Nov;30(4):1313-43. doi: 10.1016/j. ncl.2012.08.007. PMID: 23099140

[6] Lorton D, Lubahn CL, Estus C, Millar BA, Carter JL, Wood CA, Bellinger DL. Bidirectional communication between the brain and the immune system: implications for physiological sleep and disorders with disrupted sleep. *Neuroimmunomodulation*. 2006;13(5-6):357-74. doi: 10.1159/000104864. Epub 2007 Aug 6. PMID: 17709958.

[7] Hui L, Hua F, Diandong H, Hong Y. Effects of sleep and sleep deprivation on immunoglobulins and complement in humans. *Brain Behav Immun*. 2007 Mar;21(3):308-10. doi: 10.1016/j. bbi.2006.09.005. Epub 2006 Oct 27.

Erratum in: *Brain Behav Immun*. 2010 May;24(4):678-9. PMID: 17070668.

[8] Oztürk L, Pelin Z, Karadeniz D, Kaynak H, Cakar L, Gözükirmizi E. Effects of 48 hours sleep deprivation on human immune profile. *Sleep Res Online*. 1999;2(4):107-11. PMID: 11382891.

[9] Rogers NL, Szuba MP, Staab JP, Evans DL, Dinges DF. Neuroimmunologic aspects of sleep and sleep loss. *Semin Clin Neuropsychiatry*. 2001 Oct;6(4):295-307. doi: 10.1053/ scnp.2001.27907. PMID: 11607924.

[10] Wilder-Smith A, Mustafa FB, Earnest A, Gen L, Macary PA. Impact of partial sleep deprivation on immune markers. *Sleep Med*. 2013 Oct;14(10):1031-4. doi: 10.1016/j. sleep.2013.07.001. Epub 2013 Aug 28. PMID: 23993876.

[11] Nami M, Mehrabi S, Kamali AM, Kazemiha M, Carvalho J, Derman S, Lakey-Betia J, Vasquez V, Kosagisharaf R. A new hypothesis on anxiety, sleep insufficiency, and viral infections; reciprocal links to consider in today's "World vs. COVID-19". Endeavors. *Front Psychiatry*. 2020 Nov 5;11:585893. doi: 10.3389/ fpsyt.2020.585893. PMID: 33250794; PMCID: PMC7674554.

[12] Besedovsky L, Lange T, Born J. Sleep and immune function. *Pflugers Arch*. 2012 Jan;463(1):121-37. doi: 10.1007/s00424-011-1044-0. Epub 2011 Nov 10. PMID: 22071480; PMCID: PMC3256323.

[13] Lange T, Dimitrov S, Bollinger T, Diekelmann S, Born J. Sleep after vaccination boosts immunological memory. *J Immunol*. 2011 Jul 1;187(1):283-90. doi: 10.4049/jimmunol.1100015. Epub 2011 Jun 1. PMID: 21632713.

[14] Silva ESME, Ono BHVS, Souza JC. Sleep and immunity in times of COVID-19. *Rev Assoc Med Bras* (1992). 2020 Sep 21;66Suppl 2(Suppl 2):143-147. doi: 10.1590/1806-9282.66.S2.143. PMID: 32965373.

[15] Prather AA, Janicki-Deverts D, Hall MH, Cohen S. Behaviorally assessed sleep and susceptibility to the common cold. *Sleep*. 2015 Sep 1;38(9):1353-9. doi: 10.5665/sleep.4968. PMID: 26118561; PMCID: PMC4531403.

[16] Cohen S, Doyle WJ, Alper CM, Janicki-Deverts D, Turner RB. Sleep habits and susceptibility to the common cold. *Arch Intern Med*. 2009 Jan 12;169(1):62-7. doi: 10.1001/archinternmed.2008.505. PMID: 19139325; PMCID: PMC2629403.

[17] Spiegel K, Sheridan JF, Van Cauter E. Effect of sleep deprivation on response to immunization. *JAMA* 2002;288(12):1471-1472.

[18] Irwin MR, Mascovich A, Gillin JC, Willoughby R, Pike J, Smith TL [1994]. Partial sleep deprivation reduces natural killer cell activity in humans. *Psychosom Med*;56(6):493-498.

[19] U.S. Department of Health and Human Services. Office of Disease Prevention and Health Promotion. *Healthy people* 2020 sleep health. Available from: http://www.healthypeople.gov/2020/topics-objectives/topic/sleep-healthexternal icon

[20] National Heart, Lung, and Blood Institute, National Institutes of Health. How much sleep is enough? 2012. Available from: http://www.nhlbi.nih.gov/health/health-topics/topics/sdd/howmuchexternal icon

[21] Sleep.org. How is sleep quantity different from sleep quality. Available from: https://www.sleep.org/sleep-quantity-different-sleep-quality/#:~:text=Unlike%20sleep%20quantity%2C%20sleep%20quality,if%20you%20do%20wake%20up.

[22] National Heart, Lung, and Blood Institute, National Institutes of Health. How much sleep is enough? 2012. Available from: http://www.nhlbi.nih.gov/health/health-topics/topics/sdd/howmuchexternal icon

[23] Luckhaupt SE, Tak SW, Calvert GM [2010]. The prevalence of short sleep duration by industry and occupation in the National Health Interview Survey. *Sleep*;33:149-159.

[24] Liu Y, Wheaton AG, Chapman DP, Croft JB. Sleep duration and chronic diseases among US adults age 45 years and older: evidence from the 2010 Behavioral Risk Factor Surveillance System. *Sleep* 2013;36(10):1421-1427.

[25] Caldwell JA, Mallis MM, Caldwell JL, Paul MA, Miller JC, Neri DF, Aerospace Medical Association Fatigue Countermeasures Subcommittee of the Aerospace Human Factors Committee. Fatigue countermeasures in aviation. *Aviation Space Environ Med* 2009;80(1):29-

[26] Sanassi LA. Seasonal affective disorder: is there light at the end of the tunnel? *JAAPA*. 2014 Feb;27(2):18-22;quiz 23. doi: 10.1097/01. JAA.0000442698.03223.f3. PMID: 24394440.

[27] Tuunainen A, Kripke DF, Endo T. Light therapy for non-seasonal depression. *Cochrane Database Syst Rev*. 2004;2004(2):CD004050. doi: 10.1002/14651858.CD004050.pub2. PMID: 15106233; PMCID: PMC6669243.

[28] Viola AU, James LM, Schlangen LJ, Dijk DJ. Blue-enriched white light in the workplace

improves self-reported alertness, performance and sleep quality. *Scand J Work Environ Health*. 2008 Aug;34(4):297-306. doi: 10.5271/sjweh.1268. Epub 2008 Sep 22. PMID: 18815716.

[29] Fetveit A, Skjerve A, Bjorvatn B. Bright light treatment improves sleep in institutionalised elderly--an open trial. *Int J Geriatr Psychiatry*. 2003 Jun;18(6):520-6. doi: 10.1002/gps.852. PMID: 12789673.

[30] Fonken LK, Workman JL, Walton JC, Weil ZM, Morris JS, Haim A, Nelson RJ. Light at night increases body mass by shifting the time of food intake. *Proc Natl Acad Sci USA*. 2010 Oct 26;107(43):18664-9. doi: 10.1073/pnas.1008734107. Epub 2010 Oct 11. PMID: 20937863; PMCID: PMC2972983.

[31] Higuchi S, Motohashi Y, Liu Y, Maeda A. Effects of playing a computer game using a bright display on presleep physiological variables, sleep latency, slow wave sleep and REM sleep. *J Sleep Res*. 2005 Sep;14(3):267-73. doi: 10.1111/j.1365-2869.2005.00463.x. PMID: 16120101.

[32] Gooley, JJ, Chamberlain, K, Smith, KA, Khalsa, SB, Rajaratnam, SM, Van Reen, E, Zeitzer, JM, Czeisler, CA, & Lockley, SW. Exposure to room

light before bedtime suppresses melatonin onset and shortens melatonin duration in humans. *The Journal of clinical endocrinology and metabolism*. 2011;96(3), E463–E472. Available from: https://doi.org/10.1210/jc.2010-2098

[33] Figueiro MG, Wood B, Plitnick B, Rea MS. The impact of light from computer monitors on melatonin levels in college students. *Neuro Endocrinol Lett*. 2011;32(2):158-63. PMID: 21552190.

[34] Sasseville A, Paquet N, Sévigny J, Hébert M. Blue blocker glasses impede the capacity of bright light to suppress melatonin production. *J Pineal Res*. 2006 Aug;41(1):73-8. doi: 10.1111/j.1600-079X.2006.00332.x. PMID: 16842544.

[35] Groeger JA, Lo JC, Burns CG, Dijk DJ. Effects of sleep inertia after daytime naps vary with executive load and time of day. *Behav Neurosci*. 2011 Apr;125(2):252-60. doi: 10.1037/a0022692. PMID: 21463024.

[36] McDevitt EA, Alaynick WA, Mednick SC. The effect of nap frequency on daytime sleep architecture. *Physiol Behav*. 2012 Aug 20;107(1):40-4. doi: 10.1016/j.physbeh.2012.05.021. Epub 2012 May 31. PMID: 22659474; PMCID: PMC3744392.

[37] Dhand R, Sohal H. Good sleep, bad sleep! The role of daytime naps in healthy adults. *Curr Opin Pulm Med.* 2006 Nov;12(6):379-82. doi: 10.1097/01. mcp.0000245703.92311.d0. PMID: 17053484.

[38] Pilcher JJ, Michalowski KR, Carrigan RD. The prevalence of daytime napping and its relationship to nighttime sleep. *Behav Med.* 2001 Summer;27(2):71-6. doi: 10.1080/08964280109595773. PMID: 11763827.

[39] Dautovich ND, McCrae CS, Rowe M. Subjective and objective napping and sleep in older adults: are evening naps "bad" for nighttime sleep? *J Am Geriatr Soc.* 2008 Sep;56(9):1681-6. doi: 10.1111/j.1532-5415.2008.01822.x. Epub 2008 Aug 5. PMID: 18691289; PMCID: PMC4020142.

[40] Van Dongen HP, Dinges DF. Investigating the interaction between the homeostatic and circadian processes of sleep-wake regulation for the prediction of waking neurobehavioural performance. *J Sleep Res.* 2003 Sep;12(3):181-7. doi: 10.1046/j.1365-2869.2003.00357.x. PMID: 12941057.

[41] Giannotti F, Cortesi F, Sebastiani T, Ottaviano S. Circadian preference, sleep and daytime behaviour in adolescence. *J Sleep Res.* 2002 Sep;11(3):191-9. doi: 10.1046/j.1365-2869.2002.00302.x. PMID: 12220314.

[42] Baehr EK, Revelle W, Eastman CI. Individual differences in the phase and amplitude of the human circadian temperature rhythm: with an emphasis on morningness-eveningness. *J Sleep Res*. 2000 Jun;9(2):117-27. doi: 10.1046/j.1365-2869.2000.00196.x. PMID: 10849238.

[43] Emens JS, Yuhas K, Rough J, Kochar N, Peters D, Lewy AJ. Phase angle of entrainment in morning- and evening-types under naturalistic conditions. *Chronobiol Int*. 2009;26(3):474-493. doi:10.1080/07420520902821077

[44] Issa FG, Sullivan CE. Alcohol, snoring and sleep apnea. *J Neurol Neurosurg Psychiatry*. 1982 Apr;45(4):353-9. doi: 10.1136/jnnp.45.4.353. PMID: 7077345; PMCID: PMC491372.

[45] Taasan VC, Block AJ, Boysen PG, Wynne JW. Alcohol increases sleep apnea and oxygen desaturation in asymptomatic men. *Am J Med*. 1981 Aug;71(2):240-5. doi: 10.1016/0002-9343(81)90124-8. PMID: 7258218.

[46] Ekman AC, Leppäluoto J, Huttunen P, Aranko K, Vakkuri O. Ethanol inhibits melatonin secretion in healthy volunteers in a dose-dependent randomized double blind cross-over study. *J Clin Endocrinol Metab*. 1993 Sep;77(3):780-3. doi: 10.1210/jcem.77.3.8370699. PMID: 8370699.

[47] Stevens RG, Davis S, Mirick DK, Kheifets L, Kaune W. Alcohol consumption and urinary concentration of 6-sulfatoxymelatonin in healthy women. *Epidemiology*. 2000 Nov;11(6):660-5. doi: 10.1097/00001648-200011000-00008. PMID: 11055626.

[48] Wetterberg, L., Aperia, B., Gorelick, D. A., Gwirtzman, H. E., McGuire, M. T., Serafetinides, E. A., & Yuwiler, A. Age, alcoholism and depression are associated with low levels of urinary melatonin. *Journal of psychiatry & neuroscience*. 1992;17(5), 215-224.

[49] Ekman AC, Vakkuri O, Ekman M, Leppäluoto J, Ruokonen A, Knip M. Ethanol decreases nocturnal plasma levels of thyrotropin and growth hormone but not those of thyroid hormones or prolactin in man. *J Clin Endocrinol Metab*. 1996 Jul;81(7):2627-32. doi: 10.1210/jcem.81.7.8675588. PMID: 8675588.

[50] Libert JP, Bach V, Johnson LC, Ehrhart J, Wittersheim G, Keller D. Relative and combined effects of heat and noise exposure on sleep in humans. *Sleep*. 1991 Feb;14(1):24-31. doi: 10.1093/sleep/14.1.24. PMID: 1811316.

[51] Waye KP, Clow A, Edwards S, Hucklebridge F, Rylander R. Effects of nighttime low frequency noise on the cortisol response to awakening

and subjective sleep quality. *Life Sci.* 2003 Jan 10;72(8):863-75. doi: 10.1016/s0024-3205(02)02336-6. PMID: 12493567.

[52] Halperin D. Environmental noise and sleep disturbances: a threat to health? *Sleep Sci.* 2014 Dec;7(4):209-12. doi: 10.1016/j.slsci.2014.11.003. Epub 2014 Nov 15. PMID: 26483931; PMCID: PMC4608916.

[53] Lee KA, Gay CL. Can modifications to the bedroom environment improve the sleep of new parents? Two randomized controlled trials. *Res Nurs Health.* 2011 Feb;34(1):7-19. doi: 10.1002/nur.20413. Epub 2010 Nov 17. PMID: 21243655; PMCID: PMC3066036.

[54] Okamoto-Mizuno K, Tsuzuki K, Mizuno K. Effects of mild heat exposure on sleep stages and body temperature in older men. *Int J Biometeorol.* 2004 Sep;49(1):32-6. doi: 10.1007/s00484-004-0209-3. Epub 2004 Jun 2. PMID: 15173935.

[55] Libert JP, Di Nisi J, Fukuda H, Muzet A, Ehrhart J, Amoros C. Effect of continuous heat exposure on sleep stages in humans. *Sleep.* 1988 Apr;11(2):195-209. doi: 10.1093/sleep/11.2.195. PMID: 3381060.

[56] Okamoto-Mizuno K, Tsuzuki K, Mizuno K. Effects of humid heat exposure in later sleep segments on sleep stages and body

temperature in humans. *Int J Biometeorol*. 2005 Mar;49(4):232-7. doi: 10.1007/s00484-004-0237-z. Epub 2004 Dec 1. PMID: 15578234.

[57] Di Nisi J, Ehrhart J, Galeou M, Libert JP. Influence of repeated passive body heating on subsequent night sleep in humans. *Eur J Appl Physiol Occup Physiol*. 1989;59(1-2):138-45. doi: 10.1007/BF02396592. PMID: 2583142.

[58] Lack LC, Gradisar M, Van Someren EJ, Wright HR, Lushington K. The relationship between insomnia and body temperatures. *Sleep Med Rev*. 2008 Aug;12(4):307-17. doi: 10.1016/j. smrv.2008.02.003. PMID: 18603220.

[59] Jalilolghadr S, Afaghi A, O'Connor H, Chow CM. Effect of low and high glycaemic index drink on sleep pattern in children. *J Pak Med Assoc*. 2011 Jun;61(6):533-6. PMID: 22204204.

[60] Allison KC, Lundgren JD, O'Reardon JP, Geliebter A, Gluck ME, Vinai P, Mitchell JE, Schenck CH, Howell MJ, Crow SJ, Engel S, Latzer Y, Tzischinsky O, Mahowald MW, Stunkard AJ. Proposed diagnostic criteria for night eating syndrome. *Int J Eat Disord*. 2010 Apr;43(3):241-7. doi: 10.1002/eat.20693. PMID: 19378289; PMCID: PMC4531092.

[61] Schenck CH, Mahowald MW. Review of nocturnal sleep-related eating disorders.

Int J Eat Disord. 1994 May;15(4):343-56. doi: 10.1002/eat.2260150405. PMID: 8032349.

[62] Howell MJ, Schenck CH, Crow SJ. A review of nighttime eating disorders. *Sleep Med Rev*. 2009 Feb;13(1):23-34. doi: 10.1016/j. smrv.2008.07.005. Epub 2008 Sep 25. PMID: 18819825.

[63] Vander Wal JS. Night eating syndrome: a critical review of the literature. *Clin Psychol Rev*. 2012 Feb;32(1):49-59. doi: 10.1016/j.cpr.2011.11.001. Epub 2011 Nov 9. PMID: 22142838.

[64] Liao WC, Landis CA, Lentz MJ, Chiu MJ. Effect of foot bathing on distal-proximal skin temperature gradient in elders. *Int J Nurs Stud*. 2005 Sep;42(7):717-22. doi: 10.1016/j. ijnurstu.2004.11.011. Epub 2005 Jan 25. PMID: 16084919.

[65] Kanda K, Tochihara Y, Ohnaka T. Bathing before sleep in the young and in the elderly. *Eur J Appl Physiol Occup Physiol*. 1999 Jul;80(2):71-5. doi: 10.1007/s004210050560. PMID: 10408315.

[66] Liao WC. Effects of passive body heating on body temperature and sleep regulation in the elderly: a systematic review. *Int J Nurs Stud*. 2002 Nov;39(8):803-10. doi: 10.1016/s0020-7489(02)00023-8. PMID: 12379298.

[67] Liao WC, Chiu MJ, Landis CA. A warm footbath before bedtime and sleep in older Taiwanese with sleep disturbance. *Res Nurs Health*. 2008 Oct;31(5):514-28. doi: 10.1002/nur.20283. PMID: 18459154; PMCID: PMC2574895.

[68] Sung EJ, Tochihara Y. Effects of bathing and hot footbath on sleep in winter. *J Physiol Anthropol Appl Human Sci*. 2000 Jan;19(1):21-7. doi: 10.2114/jpa.19.21. PMID: 10979246.

[69] Coursey RD, Frankel BL, Gaarder KR, Mott DE. A comparison of relaxation techniques with electrosleep therapy for chronic, sleep-onset insomnia a sleep-EEG study. *Biofeedback Self Regul*. 1980 Mar;5(1):57-73. doi: 10.1007/ BF00999064. PMID: 6989409.

[70] Friedman L, Bliwise DL, Yesavage JA, Salom SR. A preliminary study comparing sleep restriction and relaxation treatments for insomnia in older adults. *J Gerontol*. 1991 Jan;46(1):P1-8. doi: 10.1093/geronj/46.1.p1. PMID: 1986039.

[71] Rider MS, Floyd JW, Kirkpatrick J. The effect of music, therapy, and relaxation on adrenal corticosteroids and the re-entrainment of circadian rhythms. *J Music Ther*. 1985 Spring;22(1):46-58. doi: 10.1093/jmt/22.1.46. PMID: 10271532.

[72] Richards KC. Effect of a back massage and relaxation intervention on sleep in critically ill patients. *Am J Crit Care*. 1998 Jul;7(4):288-99. PMID: 9656043.

[73] Phillipson EA. Sleep apnea--a major public health problem. *N Engl J Med*. 1993 Apr 29;328(17):1271-3. doi: 10.1056/ NEJM199304293281712. PMID: 8464440.

[74] Young T, Skatrud J, Peppard PE. Risk factors for obstructive sleep apnea in adults. *JAMA*. 2004 Apr 28;291(16):2013-6. doi: 10.1001/ jama.291.16.2013. PMID: 15113821.

[75] Young T, Palta M, Dempsey J, Skatrud J, Weber S, Badr S. The occurrence of sleep-disordered breathing among middle-aged adults. *N Engl J Med*. 1993 Apr 29;328(17):1230-5. doi: 10.1056/ NEJM199304293281704. PMID: 8464434.

[76] Aurora, RN, et al. The treatment of restless legs syndrome and periodic limb movement disorder in adults--an update for 2012: practice parameters with an evidence-based systematic review and meta-analyses: an American Academy of Sleep Medicine Clinical Practice Guideline. *Sleep* 2012 Aug 1;35,8 1039-62. doi:10.5665/sleep.1988

[77] Zhu, L, and Zee, PC. Circadian rhythm sleep disorders. *Neurologic clinics* 2012;30(4) :1167-91. doi:10.1016/j.ncl.2012.08.011

[78] Jacobson BH, Boolani A, Dunklee G, Shepardson A, Acharya H. Effect of prescribed sleep surfaces on back pain and sleep quality in patients diagnosed with low back and shoulder pain. Appl Ergon. 2010 Dec;42(1):91-7. doi: 10.1016/j.apergo.2010.05.004. Epub 2010 Jun 26. PMID: 20579971.

[79] Marin R, Cyhan T, Miklos W. Sleep disturbance in patients with chronic low back pain. *Am J Phys Med Rehabil.* 2006 May;85(5):430-5. doi: 10.1097/01.phm.0000214259.06380.79. PMID: 16628150.

[80] Jacobson BH, Gemmell HA, Hayes BM, Altena TS. Effectiveness of a selected bedding system on quality of sleep, low back pain, shoulder pain, and spine stiffness. *J Manipulative Physiol Ther.* 2002 Feb;25(2):88-92. doi: 10.1067/mmt.2002.121410. PMID: 11896375.

[81] Jacobson, BH, et al. Changes in back pain, sleep quality, and perceived stress after introduction of new bedding systems. *Journal of chiropractic medicine* 2009;8(1):1-8. doi:10.1016/j.jcm.2008.09.002

[82] Bader GG, Engdal S. The influence of bed firmness on sleep quality. *Appl Ergon*. 2000 Oct;31(5):487-97. doi: 10.1016/s0003-6870(00)00013-2. PMID: 11059462.

[83] Jacobson BH, Wallace TJ, Smith DB, Kolb T. Grouped comparisons of sleep quality for new and personal bedding systems. *Appl Ergon*. 2008 Mar;39(2):247-54. doi: 10.1016/j.apergo.2007.04.002. Epub 2007 Jun 26. PMID: 17597575.

[84] Reid KJ, Baron KG, Lu B, Naylor E, Wolfe L, Zee PC. Aerobic exercise improves self-reported sleep and quality of life in older adults with insomnia. *Sleep Med*. 2010 Oct;11(9):934-40. doi: 10.1016/j.sleep.2010.04.014. Epub 2010 Sep 1. PMID: 20813580; PMCID: PMC2992829.

[85] Yang PY, Ho KH, Chen HC, Chien MY. Exercise training improves sleep quality in middle-aged and older adults with sleep problems: a systematic review. *J Physiother*. 2012;58(3):157-63. doi: 10.1016/S1836-9553(12)70106-6. PMID: 22884182.

[86] Youngstedt SD. Effects of exercise on sleep. *Clin Sports Med*. 2005 Apr;24(2):355-65, xi. doi: 10.1016/j.csm.2004.12.003. PMID: 15892929.

[87] King AC, Oman RF, Brassington GS, Bliwise DL, Haskell WL. Moderate-intensity exercise and self-rated quality of sleep in older adults. A randomized controlled trial. *JAMA*. 1997 Jan 1;277(1):32-7. PMID: 8980207.

[88] Lira FS, Pimentel GD, Santos RV, Oyama LM, Damaso AR, Oller do Nascimento CM, Viana VA, Boscolo RA, Grassmann V, Santana MG, Esteves AM, Tufik S, de Mello MT. Exercise training improves sleep pattern and metabolic profile in elderly people in a time-dependent manner. *Lipids Health Dis*. 2011 Jul 6;10:1-6. doi: 10.1186/1476-511X-10-113. PMID: 21733182; PMCID: PMC3154859.

[89] Passos GS, Poyares D, Santana MG, Garbuio SA, Tufik S, Mello MT. Effect of acute physical exercise on patients with chronic primary insomnia. *J Clin Sleep Med*. 2010 Jun 15;6(3):270-5. PMID: 20572421; PMCID: PMC2883039.

[90] Marschall-Kehrel D. Update on nocturia: the best of rest is sleep. *Urology*. 2004 Dec;64(6 Suppl 1):21-4. doi: 10.1016/j.urology.2004.10.072. PMID: 15621224.

[91] Asplund R. Nocturia, nocturnal polyuria, and sleep quality in the elderly. *J Psychosom Res*.

2004 May;56(5):517-25. doi: 10.1016/j.
jpsychores.2004.04.003. PMID: 15172208.

Hábito #6: ¡Recupera tu ejercicio!

[1] Nieman DC, Wentz LM. The compelling
link between physical activity and the
body's defense system. *J Sport Health Sci*.
2019 May;8(3):201-217. doi: 10.1016/j.
jshs.2018.09.009. Epub 2018 Nov 16. PMID:
31193280; PMCID: PMC6523821.

[2] Idorn M, Thor Straten P. Exercise and cancer:
from "healthy" to "therapeutic"? *Cancer Immunol
Immunother*. 2017 May;66(5):667-671. doi:
10.1007/s00262-017-1985-z. Epub 2017 Mar
21. PMID: 28324125; PMCID: PMC5406418.

[3] Ashcraft KA, Warner AB, Jones LW, Dewhirst
MW. Exercise as adjunct therapy in cancer.
Semin Radiat Oncol. 2019 Jan;29(1):16-24.
doi: 10.1016/j.semradonc.2018.10.001. PMID:
30573180; PMCID: PMC6656408.

[4] Tschentscher M, Niederseer D, Niebauer J.
Health benefits of Nordic walking: a systematic
review. *Am J Prev Med*. 2013 Jan;44(1):76-
84. doi: 10.1016/j.amepre.2012.09.043. PMID:
23253654.

[5] Simpson RJ, Kunz H, Agha N, Graff R. Exercise and the regulation of immune functions. *Prog Mol Biol Transl Sci.* 2015;135:355-80. doi: 10.1016/bs.pmbts.2015.08.001. Epub 2015 Sep 5. PMID: 26477922

[6] Simpson RJ, Campbell JP, Gleeson M, Krüger K, Nieman DC, Pyne DB, Turner JE, Walsh NP. Can exercise affect immune function to increase susceptibility to infection? *Exerc Immunol Rev.* 2020;26:8-22. PMID: 32139352.

[7] Trochimiak T, Hübner-Woźniak E. Effect of exercise on the level of immunoglobulin a in saliva. *Biol Sport.* 2012 Dec;29(4):255-61. doi: 10.5604/20831862.1019662. Epub 2012 Nov 15. PMID: 24868115; PMCID: PMC4033058.

[8] da Silveira MP, da Silva Fagundes KK, Bizuti MR, Starck É, Rossi RC, de Resende E Silva DT. Physical exercise as a tool to help the immune system against COVID-19: an integrative review of the current literature. *Clin Exp Med.* 2020 Jul 29:1–14. doi: 10.1007/ s10238-020-00650-3. Epub ahead of print. PMID: 32728975; PMCID: PMC7387807.

[9] Yang PY, Ho KH, Chen HC, Chien MY. Exercise training improves sleep quality in middle-aged and older adults with sleep

problems: a systematic review. *J Physiother.* 2012;58(3):157-63. doi: 10.1016/S1836-9553(12)70106-6. PMID: 22884182.

[10] King AC, Oman RF, Brassington GS, Bliwise DL, Haskell WL. Moderate-intensity exercise and self-rated quality of sleep in older adults. A randomized controlled trial. *JAMA* 1997 Jan 1;277(1):32-7. PMID: 8980207.

[11] Reid KJ, Baron KG, Lu B, Naylor E, Wolfe L, Zee PC. Aerobic exercise improves self-reported sleep and quality of life in older adults with insomnia. *Sleep Med.* 2010 Oct;11(9):934-40. doi: 10.1016/j.sleep.2010.04.014. Epub 2010 Sep 1. PMID: 20813580; PMCID: PMC2992829.

[12] Passos GS, Poyares D, Santana MG, D'Aurea CV, Youngstedt SD, Tufik S, de Mello MT. Effects of moderate aerobic exercise training on chronic primary insomnia. *Sleep Med.* 2011 Dec;12(10):1018-27. doi: 10.1016/j.sleep.2011.02.007. Epub 2011 Oct 22. PMID: 22019457.

[13] Amanat S, Ghahri S, Dianatinasab A, Fararouei M, Dianatinasab M. Exercise and Type 2 Diabetes. *Adv Exp Med Biol.* 2020;1228:91-105. doi: 10.1007/978-981-15-1792-1_6. PMID: 32342452.

[14] Wallberg-Henriksson H, Rincon J, Zierath JR. Exercise in the management of non-insulin-dependent diabetes mellitus. *Sports Med*. 1998 Jan;25(1):25-35. doi: 10.2165/00007256-199825010-00003. Erratum in: Sports Med 1998 Feb;25(2):130. PMID: 9458525.

[15] Lehmann R, Spinas GA. Die Rolle der körperlichen Aktivität in der Therapie und für die Prävention des Typ-II-Diabetes mellitus [Role of physical activity in the therapy and prevention of Type II diabetes mellitus]. *Ther Umsch*. 1996 Dec;53(12):925-33. German. PMID: 9036570.

[16] Ivy JL. Role of exercise training in the prevention and treatment of insulin resistance and non-insulin-dependent diabetes mellitus. *Sports Med*. 1997 Nov;24(5):321-36. doi: 10.2165/00007256-199724050-00004. PMID: 9368278.

[17] Pedersen BK, Saltin B. Evidence for prescribing exercise as therapy in chronic disease. *Scand J Med Sci Sports*. 2006 Feb;16 Suppl 1:3-63. doi: 10.1111/j.1600-0838.2006.00520.x. PMID: 16451303.

[18] Moraes-Silva IC, Mostarda CT, Silva-Filho AC, Irigoyen MC. Hypertension and exercise training: evidence from clinical studies.

Adv Exp Med Biol. 2017;1000:65-84. doi:
10.1007/978-981-10-4304-8_5. PMID:
29098616.

[19] Pedersen BK, Saltin B. Exercise as medicine -
evidence for prescribing exercise as therapy in
26 different chronic diseases. *Scand J Med Sci
Sports*. 2015 Dec;25 Suppl 3:1-72. doi: 10.1111/
sms.12581. PMID: 26606383.

[20] Arija V, Villalobos F, Pedret R, Vinuesa A,
Jovani D, Pascual G, Basora J. Physical
activity, cardiovascular health, quality of life
and blood pressure control in hypertensive
subjects: randomized clinical trial. *Health Qual
Life Outcomes*. 2018 Sep 14;16(1):184. doi:
10.1186/s12955-018-1008-6. PMID: 30217193;
PMCID: PMC6137925.

[21] Toups M, Carmody T, Greer T, Rethorst C,
Grannemann B, Trivedi MH. Exercise is
an effective treatment for positive valence
symptoms in major depression. *J Affect
Disord*. 2017 Feb;209:188-194. doi: 10.1016/j.
jad.2016.08.058. Epub 2016 Oct 15. PMID:
27936452; PMCID: PMC6036912.

[22] Callaghan P. Exercise: a neglected intervention
in mental health care? *J Psychiatr Ment Health
Nurs*. 2004 Aug;11(4):476-83. doi: 10.1111/j.1365-
2850.2004.00751.x. PMID: 15255923.

[23] Lubans D, Richards J, Hillman C, Faulkner G, Beauchamp M, Nilsson M, Kelly P, Smith J, Raine L, Biddle S. Physical activity for cognitive and mental health in youth: a systematic review of mechanisms. *Pediatrics*. 2016 Sep;138(3):e20161642. doi: 10.1542/peds.2016-1642. Epub 2016 Aug 19. PMID: 27542849.

[24] Biddle SJ, Asare M. Physical activity and mental health in children and adolescents: a review of reviews. *Br J Sports Med*. 2011 Sep;45(11):886-95. doi: 10.1136/bjsports-2011-090185. Epub 2011 Aug 1. PMID: 21807669.

[25] Mikkelsen K, Stojanovska L, Polenakovic M, Bosevski M, Apostolopoulos V. Exercise and mental health. *Maturitas*. 2017 Dec;106:48-56. doi: 10.1016/j.maturitas.2017.09.003. Epub 2017 Sep 7. PMID: 29150166.

[26] Puterman E, Weiss J, Lin J, Schilf S, Slusher AL, Johansen KL, Epel ES. Aerobic exercise lengthens telomeres and reduces stress in family caregivers: a randomized controlled trial - Curt Richter Award Paper 2018. *Psychoneuroendocrinology*. 2018 Dec;98:245-252. doi: 10.1016/j.psyneuen.2018.08.002. Epub 2018 Aug 2. PMID: 30266522.

[27] What are the different types of walking – Walking Academy Available

from: https://walkingacademy.com/what-are-the-different-types-of-walking

Hábito #7: ¡Ríete!

[1] Bennett MP, Zeller JM, Rosenberg L, McCann J. The effect of mirthful laughter on stress and natural killer cell activity. *Altern Ther Health Med*. 2003;9(2):38-45.

[2] Takahashi K, Iwase M, Yamashita K, et al. The elevation of natural killer cell activity induced by laughter in a crossover-designed study. *Int J Molecular Med*. 2001;8(6);645-650.

[3] McClelland R, Cheriff A. The immunoenhancing effects of humour on secretory IgA and resistance to respiratory infections. *Psychol Health*.1997;12(3):329-344.

[4] Lefcourt H, Davidson-Katz K, Kueneman K. Humor and immune system functioning. *Humor: Int J Humor Res*. 1990;3:305-321.

[5] Dillon KM, Minchoff B, Baker KH. Positive emotional status and enhancement of the immune system. *Int J Psychiatry Med*. 1985-1986;15(1):13-18.

[6] Labott SM, Ahleman S, Wolever ME, Martin RB. The physiological and psychological effects of

the expression and inhibition of emotion. *Behav Med*. 1990;16(4):182-189.

[7] Martin RA, Dobbin JP. Sense of humor, hassles, and immunoglobulin A: evidence for a stress-moderating effect of humor. *Int J Psychiatry Med*. 1988;18(2):93105.

[8] Kimata H. Reduction of plasma levels of neurotrophins by laughter in patients with atopic dermatitis. *Pediatr Asthma Allergy Immunol*. 2004;17(2):131-135.

[9] Dunbar RI, Baron R, Frangou A, Pearce E, van Leeuwen EJ, Stow J, Partridge G, MacDonald I, Barra V, van Vugt M. Social laughter is correlated with an elevated pain threshold. *Proc Biol Sci*. 2012 Mar 22;279(1731):1161-7. doi: 10.1098/rspb.2011.1373. Epub 2011 Sep 14. PMID: 21920973; PMCID: PMC3267132.

[10] Stuber M, Hilber SD, Mintzer LL, Castaneda M, Glover D, Zeltzer L. Laughter, humor and pain perception in children: a pilot study. *Evid Based Complement Alternat Med*. 2009 Jun;6(2):271-6. doi: 10.1093/ecam/nem097. Epub 2007 Oct 5. PMID: 18955244; PMCID: PMC2686629.

[11] Lapierre SS, Baker BD, Tanaka H. Effects of mirthful laughter on pain tolerance: a randomized controlled investigation. *J Bodyw Mov Ther*. 2019 Oct;23(4):733-738.

doi: 10.1016/j.jbmt.2019.04.005. Epub 2019 Apr 13. PMID: 31733755.

[12] Pérez-Aranda A, Hofmann J, Feliu-Soler A, Ramírez-Maestre C, Andrés-Rodríguez L, Ruch W, Luciano JV. Laughing away the pain: a narrative review of humour, sense of humour and pain. *Eur J Pain*. 2019 Feb;23(2):220-233. doi: 10.1002/ejp.1309. Epub 2018 Sep 30. PMID: 30176100.

[13] Fight stress with healthy habits infographic. American Heart Association. Available from: https://www.heart.org/en/healthy-living/healthy-lifestyle/stress-management/fight-stress-with-healthy-habits-infographic#.VtB5i9j2bIU. Cited March 11, 2019.

[14] Woodbury-Farina MA, et al. Humor. *Psychiatric Clinics of North America*. 2014;37:561.

[15] Wilkins J, et al. Humor theories and the physiological benefits of laughter. *Holistic Nursing Practice*. 2009;23:349.

[16] Sridharan K, et al. Therapeutic clowns in pediatrics: a systematic review and meta-analysis of randomized controlled trials. *European Journal of Pediatrics*. 2016;175:1353.

[17] Savage BM, et al. Humor, laughter, learning, and health! A brief review. *Advances in Physiology Education*. 2017;41:341.

[18] Chang C, et al. Psychological, immunological and physiological effects of a Laughing Qigong Program (LQP) on adolescents. *Complementary Therapies in Medicine*. 2013;21:660.

[19] Seaward BL. Comic relief: The healing power of humor. In: Essentials of Managing Stress. 4th ed. Burlington, Mass.: Jones & Bartlett Learning 2017.

[20] Create joy and satisfaction. *Mental Health America*. Available from: http://www. mentalhealthamerica.net/create-joy-and-satisfaction. Cited March 7, 2019.

[21] Chang C, Tsai G, Hsieh CJ. Psychological, immunological and physiological effects of a Laughing Qigong Program (LQP) on adolescents. *Complement Ther Med*. 2013 Dec;21(6):660-8. doi: 10.1016/j.ctim.2013.09.004. Epub 2013 Sep 13. PMID: 24280475.

[22] Kim SH, Kook JR, Kwon M, Son MH, Ahn SD, Kim YH. The effects of laughter therapy on mood state and self-esteem in cancer patients

undergoing radiation therapy: a randomized controlled trial. *J Altern Complement Med*. 2015 Apr;21(4):217-22. doi: 10.1089/acm.2014.0152. PMID: 25875938.

[23] Heo EH, Kim S, Park HJ, Kil SY. The effects of a simulated laughter programme on mood, cortisol levels, and health-related quality of life among haemodialysis patients. *Complement Ther Clin Pract*. 2016 Nov;25:1-7. doi: 10.1016/j.ctcp.2016.07.001. Epub 2016 Jul 27. PMID: 27863598.

[24] Manninen S, Tuominen L, Dunbar RI, Karjalainen T, Hirvonen J, Arponen E, Hari R, Jääskeläinen IP, Sams M, Nummenmaa L. Social laughter triggers endogenous opioid release in humans. *J Neurosci*. 2017 Jun 21;37(25):6125-6131. doi: 10.1523/JNEUROSCI.0688-16.2017. Epub 2017 May 23. PMID: 28536272; PMCID: PMC6596504.

[25] Why laughter is good for the immune system, opens inner cellar pharmacy. Available from: https://www.laughteronlineuniversity.com/laughter-immune-system/

[26] The Best Reader's Digest Jokes of All Time:
       Reader's Digest Canada. Available from: https://
       www.readersdigest.ca/culture/70-funniest-jokes-
       readers-digest/

[27] 120 Inspirational Quotes About Laughter:
       https://laughteronlineuniversity.com/quotes-
       about-laughter/